W0338412

Die Glücksstrategie

Bildnachweis:

Coverbild: Fotolia.de/scusi
Fotolia.de: S.9, 15, 18, 21, 22, 23, 28, 30 o., 32, 37 o., 38 u., 41, 49, 51, 58, 59, 60, 61, 62, 63, 66, 73 o., 74, 78, 79, 80, 86, 91, 92, 98 u., 100, 101, 102, 104, 105 o., 106, 112, 115, 116, 119
Shutterstock: S. 4/5, 10, 11, 17, 19, 20, 24, 27, 31, 39, 40, 42, 44, 45, 47, 50, 57, 71, 72, 81, 82, 83, 85, 108 o., 109
iStockphoto.com: S. 8, 12, 13 o., 26, 33 r., 36, 37 u., 38 o., 46, 48, 53, 54, 55, 64, 67, 68 o., 69, 70 u., 73 u., 75, 76, 84, 85 o., 87, 88, 90, 94, 97, 98 o., 99, 103, 112
dreamstime: S. 14, 77
Willy Puchner: S. 13 u., 107
Bundesministerium für Gesundheit: S. 33 l.
MEV: S. 34
Atelier 21: S. 29, 30 u., 70 o.
Foto Willi Pleschberger/www.foto-pleschberger.at: S. 110, 114, 117, 118, 120, 121, 122, 123
Dr. Spona: S. 105 u., 108 o.
Salux Netzwerke GmbH/Aline Hamela: S. 56
Claudia Prieler: U4 l.
Von der Autorin beigestellt: U4 r.

Impressum:

Autoren: Dr. Arnold Mettnitzer, Dr. Ingrid Spona
Covergestaltung: Oskar Kubinecz, atelier@kubinecz.at
Coverkorrektur: Christian Frieß
Lektorat: Kneipp Verlag
Grafische Gestaltung: Beatrix Kutschera, www.atelier21.at
Technische Betreuung: Johann Kutschera, www.atelier21.at
Druck: Theiss GmbH, A-9431 St. Stefan im Lavanttal
Printed in Austria

www.kneippverlag.com
www.facebook.com/KneippVerlagWien

ISBN: 978-3-7088-0677-8

1. Auflage, August 2016

ARNOLD METTNITZER
INGRID SPONA

Die Glücksstrategie

Das Beste gegen
Stress & Burnout
Müdigkeit & Antriebslosigkeit
Konzentratiosschwäche
Angst & Schlaflosigkeit

kneipp verlag
WIEN

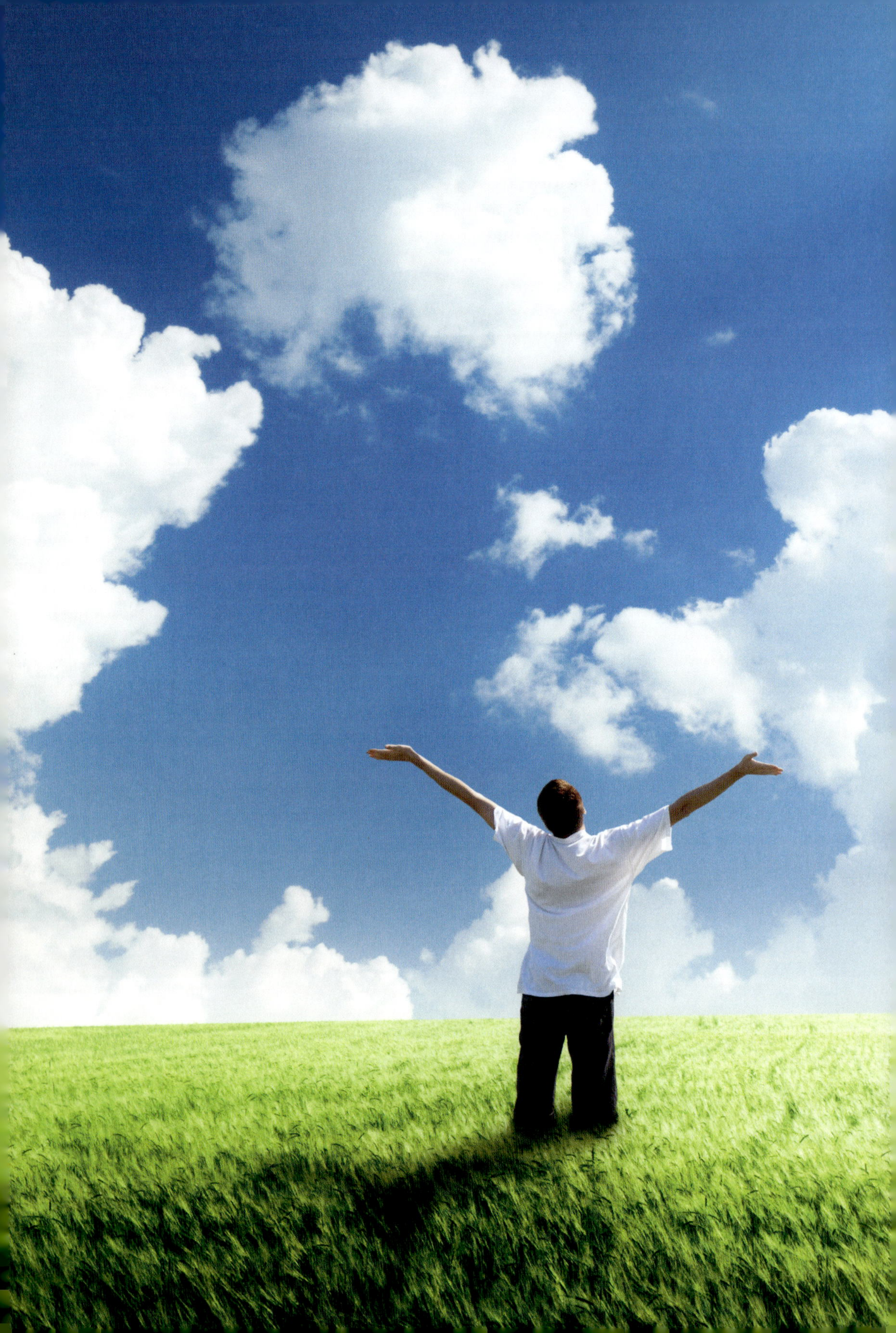

Inhaltsverzeichnis

Vorwort

Eine uralte Geschichte erzählt von einem König, der zu seiner Zerstreuung von Geburt an blinde Bettler zusammenruft und einen Preis für denjenigen unter ihnen aussetzt, der ihm die beste Beschreibung eines Elefanten geben kann. Zufällig gerät der erste Bettler, der den Elefanten untersucht, an dessen Bein, und er berichtet, dass der Elefant ein Baumstamm sei. Der zweite, der den Schwanz fasst, erklärt, der Elefant sei wie ein Seil. Ein anderer, welcher das Ohr greift, beteuert, dass der Elefant einem Palmenblatt gleiche, und so fort. Die Bettler beginnen miteinander heftig zu streiten. Der König ist darüber überaus belustigt und behält den ausgesetzten Preis für sich.

Auch im Bereich der Gesundheit, des Wohlergehens und erst recht in den Fragen nach geglücktem Leben gleichen Experten nicht selten diesen blinden Bettlern, die leidenschaftlich miteinander streiten, dabei aber unfähig bleiben, über ihren eigenen Horizont hinauszuschauen und ihre Erfahrungen zu den Erfahrungen der anderen zu legen.

So scheint auch spätestens seit der Entwicklung der modernen Wissenschaften, also ungefähr seit der Zeit der Aufklärung, klar zu sein: Seele und Leib sind zwei völlig verschiedene Dinge, die wir getrennt voneinander betrachten müssen. Die Antwort auf die Frage, wo der Körper endet und die Seele beginnt (oder auch umgekehrt), hängt wesentlich vom Blickwinkel des Befragten ab. Eine Biochemikerin liefert im Brustton ihrer Expertenüberzeugung ganz andere Einsichten als ein Psychologe, eine Quantenphysikerin andere als ein spiritueller Meister.

Alle haben sie recht, aber niemand hat die Wahrheit für sich allein gepachtet! Erst durch die Bereitschaft, Erfahrungsstück an Erfahrungsstück zu reihen, wächst eine Ahnung vom dahinterliegenden Ganzen. Die große Herausforderung besteht darin, dem Geheimnis des Menschen nicht mit monokausalen Erklärungsversuchen und daraus sich ergebenden Streitgesprächen gerecht zu werden, sondern im Blick auf die vielseitigen Erfahrungen, Beobachtungen und Forschungsergebnisse ein wenig besser zu begreifen, was der Mensch ist und wie er als untrennbare Einheit von Körper und Seele »funktioniert«.

Wir, eine Medizinerin und ein Theologe und Psychotherapeut, haben uns mit dieser Thematik gründlich auseinandergesetzt und Beobachtungen, Überlegungen, Erfahrungen und Überzeugungen zusammengetragen. In diesem Ratgeber versuchen wir, die Ergebnisse dieser unserer Arbeit unter der Berücksichtigung des neuesten Standes der Wissenschaft darzulegen. Unsere ganze Aufmerksamkeit gilt dabei dem Menschen mit Leib und Seele, Hirn und Herz. Diese unsere gemeinsame Mühe hat sich dann gelohnt, wenn dadurch unseren Leserinnen und Lesern persönliche Strategien zu geglücktem Leben eröffnet werden.

Arnold Mettnitzer
Ingrid Spona

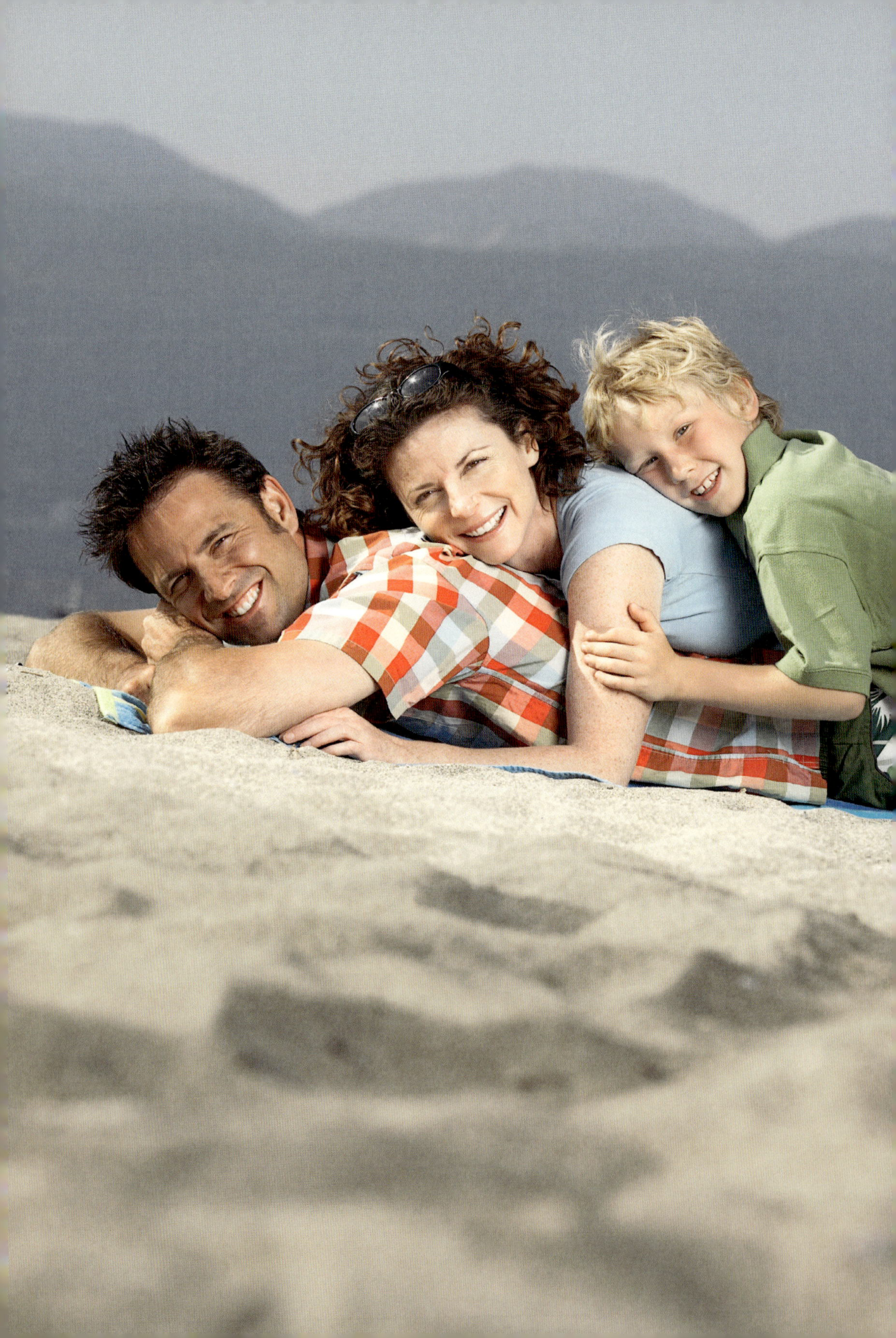

»Gesundheit ist ein Zustand vollkommenen körperlichen, geistigen und sozialen Wohlbefindens und nicht allein das Fehlen von Krankheit und Gebrechen.«
Definition der World Health Organisation (WHO)

Wer ist für mein Leben verantwortlich?

GESUNDHEIT

entspricht – laut WHO-Definition – einem erstrebenswerten Idealzustand. Diesen aber jeden Tag des Jahres 24 Stunden lang aufrechtzuerhalten, kann wohl niemals gelingen. Doch wie sieht denn nun die Wirklichkeit aus? Wie ist es um das Befinden der Menschen bestellt, wie empfinden sie ihre Lebensrealität?

DIE FAKTEN

In Großbritannien wurde von MyNutrition.co.uk ONUK Survey 2004 eine Gesundheitsstudie an 37.053 Personen durchgeführt, primär untersuchte man dabei den Einfluss der Ernährung auf Gesundheit und Wohlbefinden. Die Ergebnisse waren mehr als traurig: Nur sechs Prozent der Studienteilnehmer befanden sich in einem optimalen Gesundheitszustand, das heißt, sie hatten kaum Symptome, die auf eine nicht so perfekte Gesundheit schließen ließen. Der Gesundheitszustand von 44 Prozent der Studienteilnehmer hingegen wurde als ausgesprochen schlecht eingestuft.

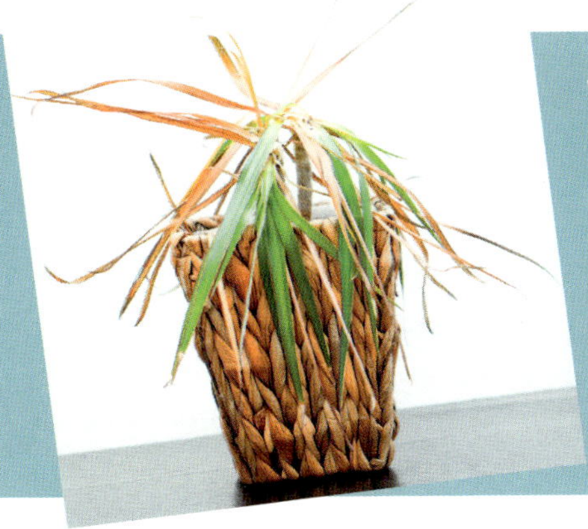

Von den 37.053 Studienteilnehmern klagten
80 Prozent über einen Mangel an Energie,
76 Prozent über eine signifikante Abnahme des gewohnten Energielevels,
44 Prozent über Depressionen,
43 Prozent über Konzentrationsmängel,
32 Prozent über Gedächtnis- und Lernprobleme.

Aber auch im deutschsprachigen Raum schaut es mit dem Gesundheitszustand vieler Menschen nicht besser aus. Die Hälfte aller jungen Menschen zwischen 14 und 34 Jahren ist mit ihrem Befinden nicht zufrieden. Täglich erhalten in Deutschland 700 Personen die Diagnose Diabetes. Das Risiko für einen 65-jährigen deutschen Mann, bis zum Erreichen des statistischen Lebensalters an Demenz zu erkranken, liegt derzeit bei 50 Prozent, bei einer gleichaltrigen Frau gar bei 66 Prozent. Und so könnte man noch zahllose weitere Statistiken bemühen, die Dimension des Problems ist aber durch diese wenigen Beispiele wohl schon evident.

Das war die schlechte Nachricht.

DIE GUTE NACHRICHT

Wir können vieles zum Guten wenden, oder, noch besser, wir können eine ganze Menge dazu beitragen, dass es gar nicht so weit kommt.

Schon Hippokrates wusste: »Krankheiten überfallen den Menschen nicht wie ein Blitz aus heiterem Himmel, sondern sind die Folgen fortgesetzter Fehler wider die Natur«.

Dem ist auch jetzt, also 2400 Jahre später, nichts hinzuzufügen. Allerdings können wir heute einige Dinge plausibel erklären, die dieser geniale Arzt nur durch Beobachtung und Intuition erkannt hat.

EIN BISSCHEN MEDIZINGESCHICHTE

Noch rund um das Jahr 2000 war es ein nahezu unumstößliches Dogma: Die Gene bestimmen den Menschen, man »bekommt sie mit«, und alles Weitere nimmt schicksalhaft seinen Lauf.

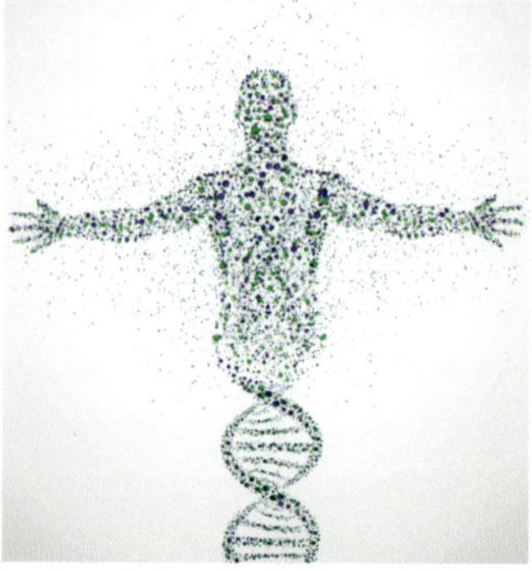

Nach Entdeckung der DNA, des Trägers unserer Erbinformation, hatte ein wissenschaftlicher Wettlauf begonnen: Wem würde es wohl als erstes gelingen, das genetische Material des Menschen zu entschlüsseln? Man war der festen Überzeugung, dass es mit dem Wissen um den genetischen Code möglich wäre, Krankheiten und Störungen an der Wurzel zu packen und entsprechend zu behandeln.

Eine ähnliche Aufbruchsstimmung hatte es in der Medizin schon vorher gegeben: Gegen Ende des 19. Jahrhunderts wurde das erste Bakterium entdeckt, nachdem man schon sehr lange irgendetwas »in der Luft Liegendes« als Ursache von Krankheiten angenommen hatte. Die Einführung von Hygienemaßnahmen nach dieser Entdeckung brachte große Fortschritte, man denke beispielsweise an den Rückgang des Kindbettfiebers durch Händewaschen der Geburtshelfer.

Im 20. Jahrhundert folgte der nächste große Meilenstein: die Entdeckung des Penicillins, des ersten Antibiotikums. Die Euphorie war groß, man war der festen Überzeugung, passende Gegenmittel für alle Erreger zu finden, dann wären zumindest Infektionskrankheiten einmal Geschichte. Dass das bis heute nicht der Fall ist, ist ja mittlerweile traurige Gewissheit. Es gibt zwar stets neue Antibiotika und auch Mittel gegen Viren, der Kampf gegen die Krankheitserreger erinnert aber dennoch ein wenig an den Kampf gegen die Hydra aus der griechischen Mythologie. Die Hydra war ein neunköpfiges Ungeheuer. Viele Helden waren angetreten, sie zu töten, aber jedes Mal, wenn man ihr einen Kopf abgeschlagen hatte, wuchsen zwei neue nach.

Ähnlich wie mit den Bakterien verhält es sich auch mit den Keimen: Die Pocken sind zwar ausgerottet, aber wir sehen uns unentwegt mit neuen Viruskrankheiten konfrontiert. Auch bei schon bekannten Infektionskrankheiten wie der Hepatitis kommen immer mehr neue Buchstaben dazu. Wir sind mittlerweile bei der Hepatitis G angelangt.

Das bedeutet nichts anderes, als dass bereits Zusammenhänge zwischen Keim und, wie wir heute sagen, dem Immunsystem vermutet wurden. Und wir wissen ja mittlerweile, dass auch bei einer großen Epidemie nicht jeder Mensch an der jeweils grassierenden Infektion erkrankt. Also müssen einfach andere Mechanismen als nur der Keim eine Rolle spielen.

Schon zur Zeit der Entdeckung der ersten Keime gab es Stimmen in der Wissenschaft, die sagten: »Der Keim ist nichts, das Terrain ist alles».

Dieser Theorie ist einiges abzugewinnen, denn wenn der Keim tatsächlich das einzige krankheitsbestimmende Element wäre, würde ja bei einer Epidemie letztendlich die Gesamtbevölkerung erkranken. Dies ist aber bekanntlich nicht der Fall. Sogar Epidemien von historischer Dimension, wie es zum Beispiel die Pest war, konnten letztendlich eingedämmt werden.

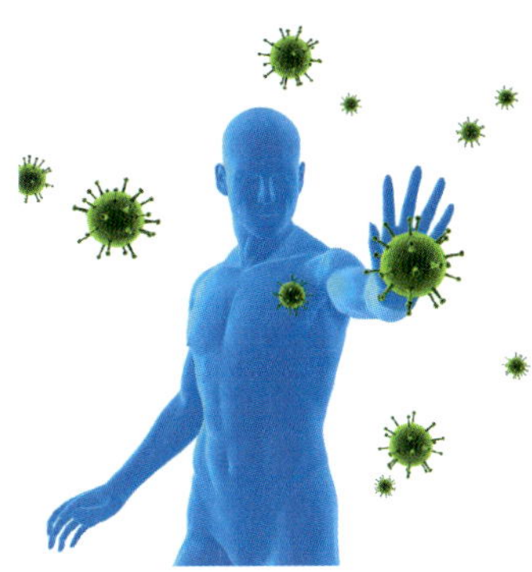

Heute wissen wir, dass uns ein gut funktionierendes Immunsystem vor Infektionskrankheiten erfolgreich schützen kann.

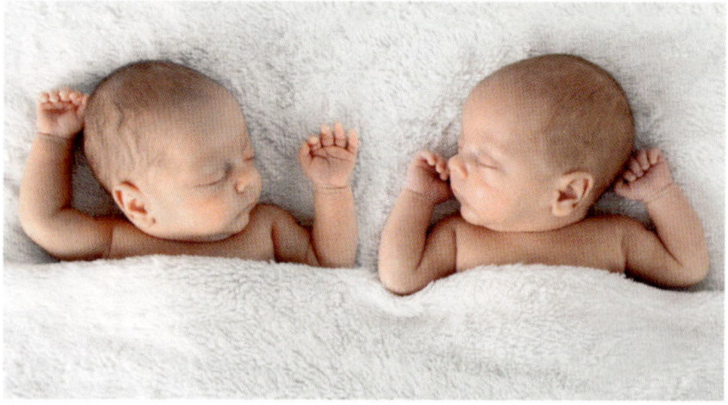

Ein weiteres Dogma in der Medizingeschichte lieferte wie gesagt die Genetik. Es war klar: Wir alle haben unser fixes genetisches Muster, das uns von unseren Eltern mitgegeben wurde, und müssen sehen, wie wir damit zurechtkommen. Ein kleiner Schönheitsfehler ergab sich allerdings aus der Zwillingsforschung: Eigentlich müssten eineiige Zwillinge genau zur selben Zeit dieselben Krankheiten bekommen und sich auch sonst vollkommen identisch entwickeln. Sie gleichen sich zwar bei der Geburt weitgehend, sind sich zu diesem Zeitpunkt wirklich zum Verwechseln ähnlich, im Laufe des Lebens ändert sich das aber: Eine Ähnlichkeit ist zwar auch später nicht zu verleugnen, die Entwicklung von Zwillingen verläuft aber nicht zwingend deckungsgleich. Die Anlage ist also dieselbe, die Ausprägung durchaus verschieden. Eine Erklärung für die Unterschiede liefert die Epigenetik.

EPIGENETIK – UNSER BEFINDEN IST NICHT SCHICKSALHAFT

Wie die Zwillingsforschung zeigt, kann durch die Genetik nicht alles erklärt werden. Man fand heraus, dass nur ein ganz geringer Anteil der DNA tatsächlich als Vorlage für die Proteinproduktion und damit dem Aufbau von Körperstrukturen dient. Den Rest bezeichnete man der Einfachheit halber als Junk-DNA, also Abfall. Allerdings: Wenn man sich vor Augen führt, wie genial ein Organismus funktioniert, ist es letztlich unvorstellbar, dass die Natur von vornherein so viel Abfall produziert.

Schon beim Anlegen einer Zellkultur in der Petrischale fällt auf: Die Entwicklung der Zellen hängt entscheidend von der Umgebung, in diesem Fall vom Nährmedium ab. Und wie schaut das bei einem ganz großen Organismus wie dem menschlichen Körper aus? Wo Zellen ständig ab- und wieder aufgebaut werden? Die DNA in unseren Genen ist zwar die Vorlage für all die vielen Vorgänge, der genetische Code also gewissermaßen die feststehende Hardware. Die Software ist der epigenetische Code. Er bestimmt, wie die Hardware zu funktionieren hat.

Die Anzahl der Gene des Menschen ist übrigens enttäuschend gering: Es sind maximal 30.000. Sogar Maus und Hund haben mehr, die Fruchtfliege nicht viel weniger.

Auf welche Art und Weise werden die Gene nun gesteuert? Die Schaltzentrale dafür ist unser Gehirn.

Wie kommt das Signal zur Zelle?

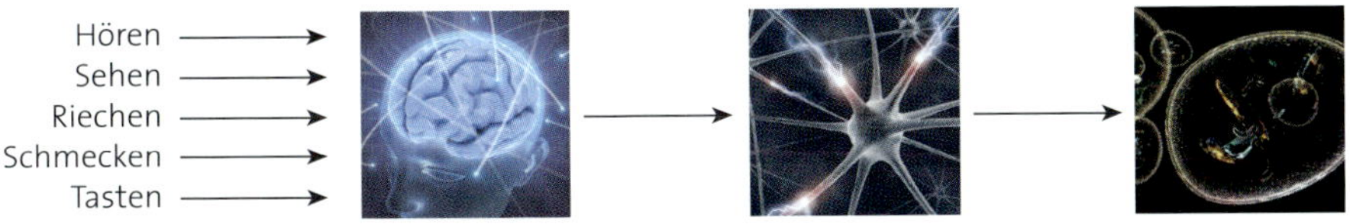

Wir nehmen die Umwelt durch unsere fünf Sinne wahr. Die Signale werden an das Gehirn weitergeleitet und dort verarbeitet. Vom Gehirn werden dann Botschaften an die Zellen gesandt, die dadurch in der Lage sind, auf entsprechende Umweltsignale zu reagieren. Das hat weitreichende Folgen: Es ist absolut nicht gleichgültig, wie unsere Umgebung aussieht. Das beginnt bei der Nahrung, die wir zuführen, geht über die Menschen, denen wir begegnen, und die Musik, die wir hören, bis zu den Gedanken, die wir denken. Hier kommt jetzt ganz prominent und entscheidend die Seele ins Spiel.

Und es geht noch weiter: All diese Eindrücke und Prägungen geben wir sogar an unsere Nachkommen weiter. Wir haben also wirklich Grund genug, etwas für unser Hirn zu tun! Und zwar in Hinblick auf Seele und Körper gleichermaßen.

Agouti-Mäuse und die richtige Ernährung

Ein berühmtes Beispiel für die epigenetische Prägung ist die Agouti-Maus mit ihrem angeborenen Gendefekt: Sie hat ein gelbes Fell, ist dick und leidet gehäuft an Diabetes und Krebs. Dieser Gendefekt wird dominant vererbt, das heißt, er tritt bei den Nachkommen in jedem Fall zutage. Wenn man nun die Agouti-Mutter, während sie trächtig ist, mit entsprechender Nahrungsergänzung füttert, weisen die Nachkommen alle diese charakteristischen Merkmale nicht auf. Sie sind normale, graue, schlanke Mäuse. Und auch die Nachkommen dieser Mäuse sind normale Mäuse. Die Agouti-Mäuse sind also ein eindrucksvolles Beispiel dafür, wie wichtig die Ernährung ist.

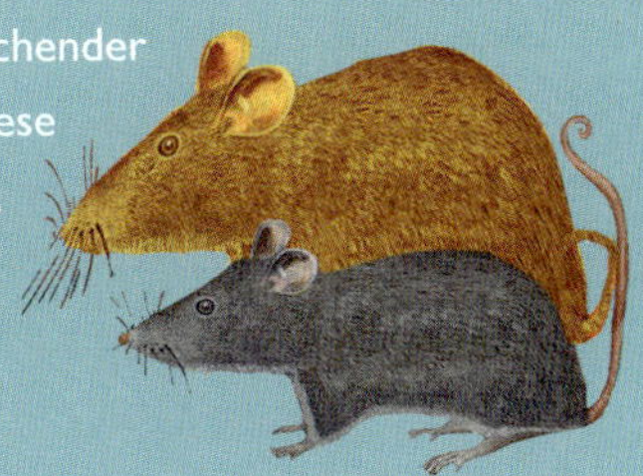

Die nächsten Kapitel behandeln für besonders Interessierte noch kurz das Gehirn und seine Funktionen sowie das menschliche Herz. Alle, die sofort in medias res gehen wollen, können gleich zum Kapitel Ernährung (Seite 25) weiterblättern.

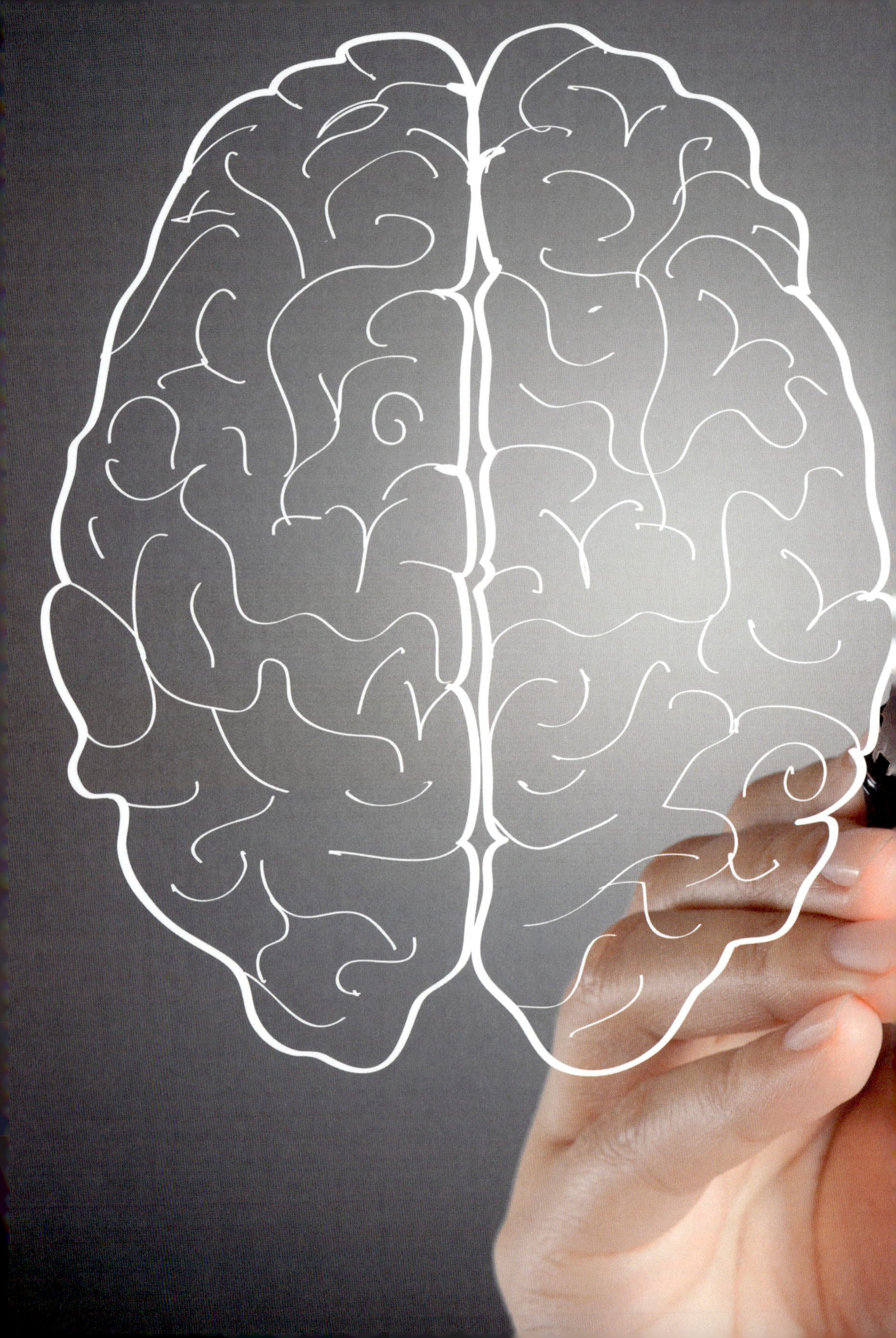

Unser Gehirn – mehr als die kleinen grauen Zellen

WIE IST UNSER GEHIRN AUFGEBAUT?

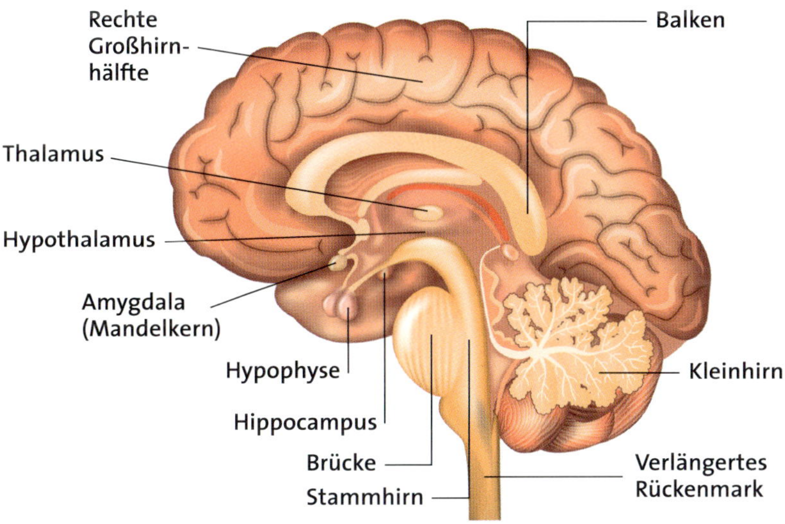

Hirnstamm und Kleinhirn

Der älteste Teil des Gehirns ist der Hirnstamm. Das ist der Teil, der direkt an das Rückenmark anschließt. Dort werden die nicht dem bewussten Willen unterworfenen Basisfunktionen gesteuert: Atmung, Kreislauf, Herzschlag, Schlucken, Husten, Darmtätigkeit und Erbrechen zum Beispiel. Er wird auch Reptiliengehirn genannt – das ist ein Hinweis darauf, dass dort die vitalen Funktionen angesiedelt sind, über die auch niedere Lebewesen wie Reptilien verfügen.

Im hinteren Bereich gibt es auch das Kleinhirn, das im Wesentlichen für die Koordination und Feinabstimmung von Bewegungen zuständig ist.

Zwischenhirn – Thalamus

Als nächsthöhere Gehirnstruktur folgt dann der Thalamus, er ist das Tor zum Bewusstsein. Hier werden einlaufende Informationen geprüft, moduliert und gegebenenfalls an das Großhirn weitergeleitet. Der Thalamus ist bereits Teil des limbischen Systems, wo es, kurz zusammengefasst, um die Verarbeitung von Angst, Nahrung, Fortpflanzung und der dazugehörenden Emotionen und Informationen geht.

Das limbische System

Neben dem Thalamus besteht das limbische System noch aus Hypothalamus, Hippocampus und Amygdala.

- Im Hypothalamus sind die Zentren zur Aufrechterhaltung von Körpertemperatur und Blutdruck angesiedelt. Überdies werden von hier aus Sexualität und Schlafverhalten reguliert. Im Hypothalamus wird außerdem eine ganze Reihe von Hormonen gebildet, die die Hypophyse (Hirnanhangdrüse) steuern.
- Der Hippocampus hat seinen Namen wegen der auffallenden Ähnlichkeit mit einem Seepferdchen. Hier wird das Gedächtnis organisiert und entschieden, welche Informationen in das Langzeitgedächtnis kommen sollen. Dieses Zentrum ist von Alzheimer meistens als erstes massiv betroffen und wird uns deshalb in diesem Buch noch öfter beschäftigen.
- Die Amygdala wird wegen ihrer Form auch Mandelkern genannt. Hier liegt das Zentrum für Angst und emotionale Bewertungen, aber auch für ein emotionales Gedächtnis, also für Gefühle, an die wir uns in einem bestimmten emotionalen Zusammenhang erinnern.

Der Neocortex – was die Krone der Schöpfung ausmacht

Als eine Art Decke des Ganzen folgt dann das Großhirn, der Neocortex. Dort liegen die Zentren für die fünf Sinnesorgane, also für Hören, Sehen, Riechen, Schmecken und Tasten. Auch das Zentrum für bewusste Bewegungen ist hier beheimatet. Außerdem ist es Sitz der höheren Hirnfunktionen, man kann dort denken, die Konsequenz von Verhaltensweisen erkennen und auch Emotionen steuern.

Eine besondere Region ist der sogenannte präfrontale Cortex. Hier werden einlaufende Signale bewertet und in entsprechende Handlungen umgesetzt. Er ist also in gewisser Weise Sitz unserer Persönlichkeit. Genau dort treffen wir Entscheidungen bezüglich unseres Lebensstils und unserer Gesundheit, hier ist der Sitz unserer Phantasie. Störungen in diesem Bereich bedingen daher naturgemäß starke Persönlichkeitsveränderungen und eine Entscheidungsunfähigkeit.

Es gehört zweifelsfrei zu den dunklen Kapiteln der Psychiatrie, dass man bis in die 1960er-Jahre psychische Erkrankungen und auch unerwünschte Verhaltensweisen mit der Durchtrennung des Stirnlappens zu heilen trachtete. Für diese »Erfindung«

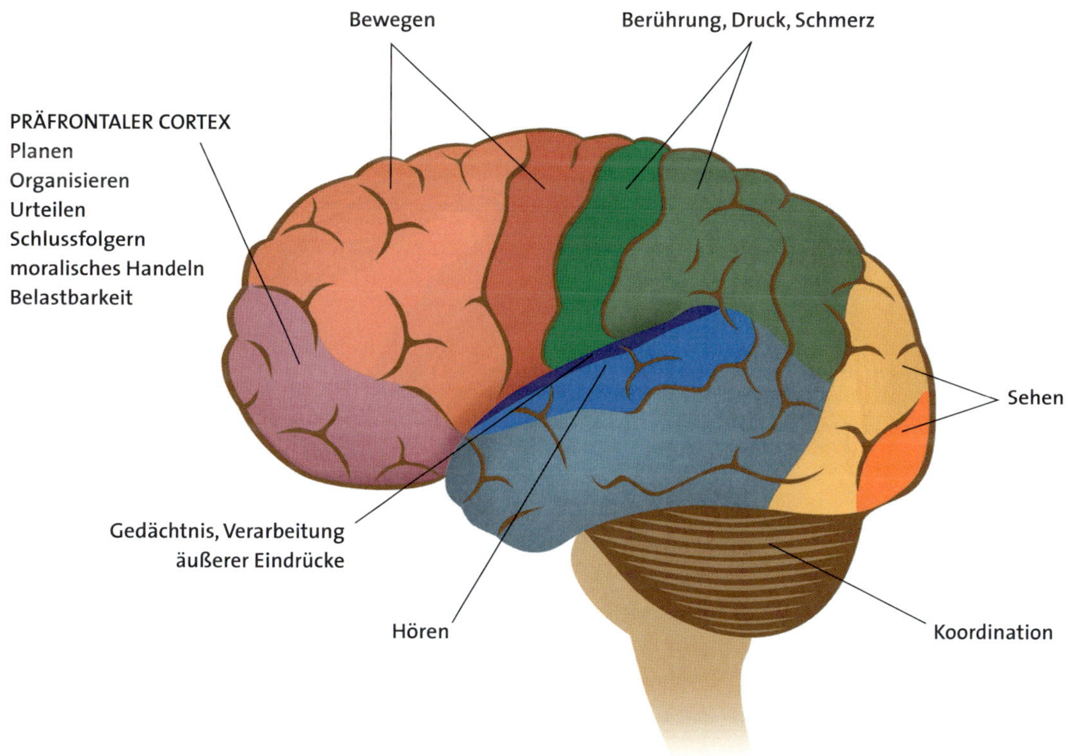

wurde 1949 sogar der Nobelpreis verliehen. Die Eingriffe führten zu massiven Persönlichkeitsveränderungen, verbunden mit dem Verlust von Antrieb und abstraktem Denken. Heute erscheint uns das besonders beklemmend, da man mittlerweile mit entsprechender Ernährung und Nahrungsergänzungsmitteln sowie gegebenenfalls auch mit Medikamenten viele dieser Störungen stark bessern oder sogar zur Gänze hintanhalten kann.

Wie werden Signale im Gehirn weitergeleitet?
Die Weiterleitung von Signalen funktioniert über sogenannte Synapsen. Diese stellen meist einen Übergang zwischen einer Nervenzelle und einer anderen Zelle, zum Beispiel einer Sinneszelle, dar. In der Regel wird ein mechanischer Reiz in einen elektrischen Reiz umgewandelt, der dann über die entsprechenden Nerven an das Gehirn weitergeleitet wird. In den Synapsen geschieht diese Weitergabe meistens über bestimmte Botenstoffe, die sogenannten Neurotransmitter.

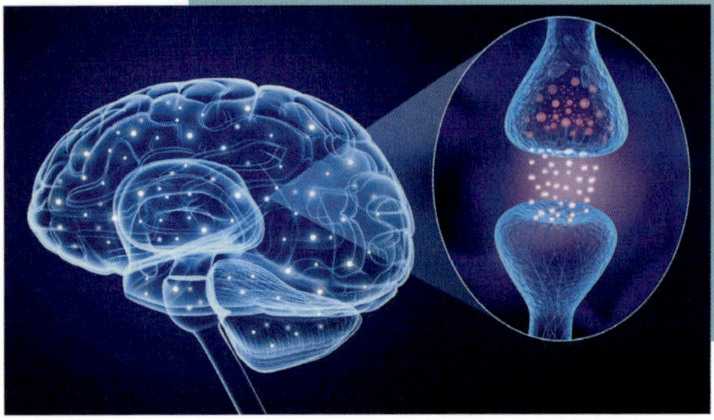

Dass wir sehr gut daran tun, die bestmöglichen körperlichen Voraussetzungen für eine optimale Gehirnfunktion zu schaffen, zeigen auch noch andere Faktoren:

BDNF – DER WACHSTUMSFAKTOR FÜR UNSER GEHIRN

Bis vor nicht allzu langer Zeit galt es als Dogma, dass sich viele Gewebe im Organismus regenerieren können, nur das Gehirn nicht. Heute wissen wir, dass das sehr wohl möglich ist und dass wir bis ins hohe Alter hinein neue Gehirnzellen bilden können. Und das ist nun wahrlich eine gute Nachricht.

Das dafür verantwortliche Protein heißt BDNF, Brain-Derived Neurotrophic Factor. Im Gehirn ist es vor allem in den Strukturen nachweisbar, die für Gedächtnis, Lernen und höhere Denkleistungen zuständig sind. Es gibt verschiedene externe Faktoren und Stoffe, die die Bildung des BDNF fördern können: körperliche Bewegung, Kalorienrestriktion (vor allem bei Kohlenhydraten), Curcuma, Omega-3-Fettsäuren, geistige Beschäftigung und Meditation. In den folgenden Kapiteln werden Sie noch viel darüber erfahren.

NEUROPLASTIZITÄT – USE IT OR LOSE IT

Unter Neuroplastizität versteht man die Fähigkeit des Gehirns, neue Bahnen, neue Synapsen und neue Vernetzungen zu bilden. Voraussetzung dafür ist eine bewusste, konzentrierte Aufmerksamkeit. Ob es sich dabei um motorische Fertigkeiten wie zum

Beispiel Klavierspielen oder um gedankliche wie Freude oder Mitgefühl handelt, ist letztlich gleichgültig.

Alles, was wir üben und womit wir uns konzentriert beschäftigen, führt letztlich dazu, dass sich die entsprechenden Gehirnareale entwickeln. Die Betonung liegt auf konzentriert, weil sich am Gehirn nichts ändert, wenn wir Dinge, die wir können, routiniert ausführen, auch wenn es letztendlich anspruchsvolle Tätigkeiten sind.

Dank der Neuroplastizität können wir unser Gehirn auch dahingehend trainieren, die im limbischen System gespeicherten Erfahrungen, Emotionen und Ängste zu überwinden und durch Freude und Optimismus zu ersetzen.

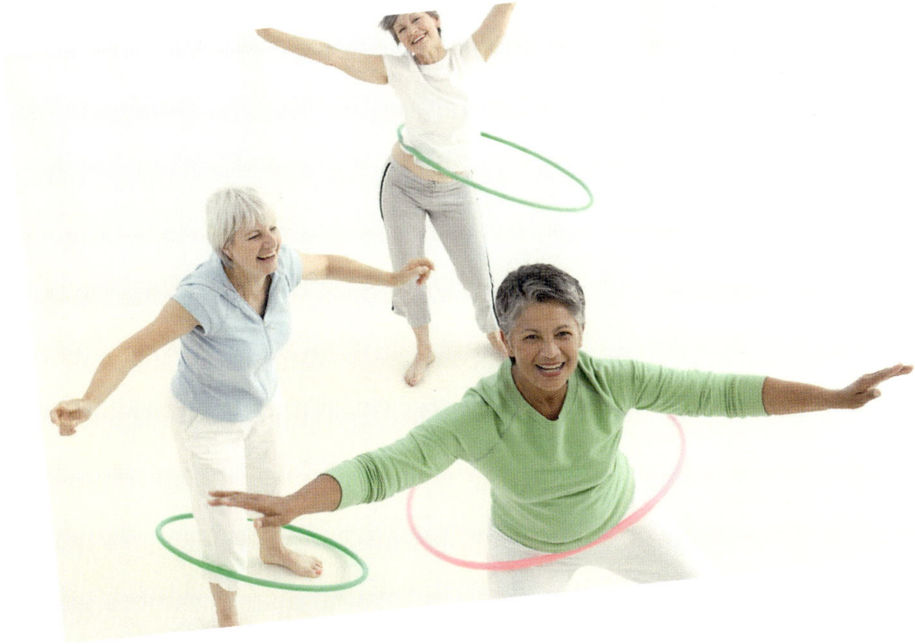

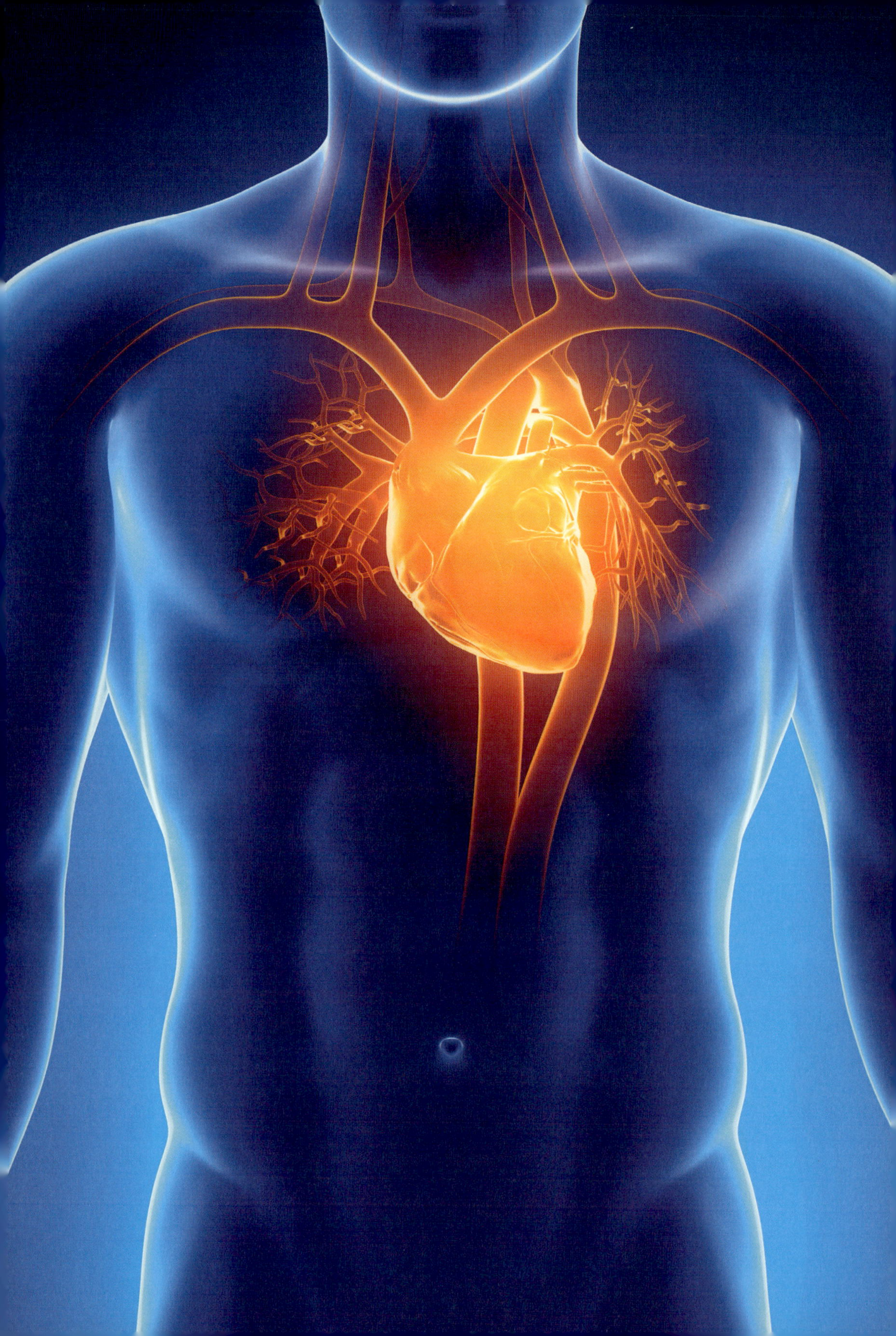

»Du fragst mich nach einem Mittel, die Vollkommenheit zu erreichen.
Ich kenne nur eines: die Liebe. Dazu ist unser Herz geschaffen.«
Therese von Lisieux, 1873–1897

Unser Herz – mehr als eine mechanische Pumpe

EIN HIGHTECH-ORGAN

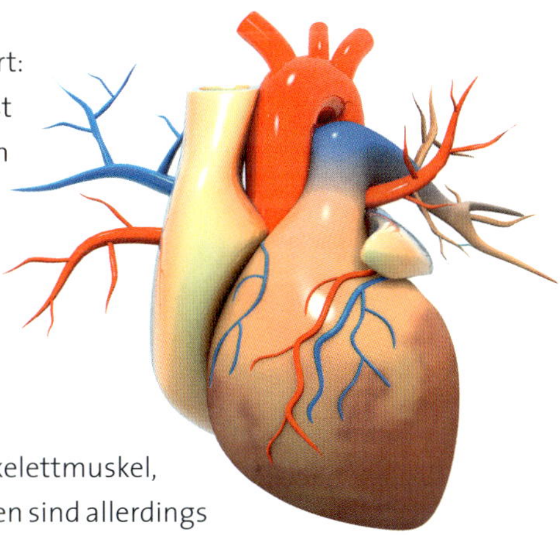

Anatomisch und funktionell ist das Herz schnell erklärt: Es ist ein Hohlmuskel, der circa so groß ist wie die Faust der jeweiligen Person. Seine Hauptaufgabe ist es, das in der Lunge mit Sauerstoff angereicherte Blut durch den Körper zu transportieren (nebenbei transportiert das Blut auch noch Nährstoffe, Hormone und dergleichen). Organisiert ist das Herz als ausgeklügeltes System von insgesamt vier Herzkammern und ebenso vielen Herzklappen, die eine Ventilfunktion erfüllen.

Der Herzmuskel funktioniert wie ein quergestreifter Skelettmuskel, was auch bedeutet, dass er trainierbar ist. Seine Funktionen sind allerdings – im Gegensatz zum Skelettmuskel – nicht dem Willen unterworfen.

DER INBEGRIFF DES FÜHLENS

Wenn das Herz nun ein einfacher Muskel ist, woher kommen dann aber die vielen Redewendungen, in denen es eine Rolle spielt?

Ich habe etwas auf dem Herzen, er hat das Herz auf dem rechten Fleck, sie trägt ihr Herz auf der Zunge, etwas kommt von Herzen, jemandem das Herz brechen, auf sein Herz hören, ein Herz und eine Seele sein, wir grüßen herzlich ...

Die Liste ließe sich noch lange fortsetzen, sie zeigt aber schon eines: Das Herz steht offenbar für mehr als seine Funktionen, kein anderes Organ wird in so vielen Redewendungen zitiert.

Das mag historische Gründe haben: Laut Aristoteles ist das Herz das wichtigste Organ und Zentrum des Lebens und vor allem der Sitz der Seele. Daher liegt es auch in der Mitte des Körpers, alles andere ist ihm untergeordnet. Es produziert das Blut, aus ihm entstehen die Gefäße und es ist der Sitz der Lebenswärme. Alles andere im Körper ist ihm untergeordnet.

Und Hildegard von Bingen sagt: »Das Herz ist das Fundament des Lebens.«

Das Herz gilt auch als das Symbol oder schon fast als das Synonym für Liebe.

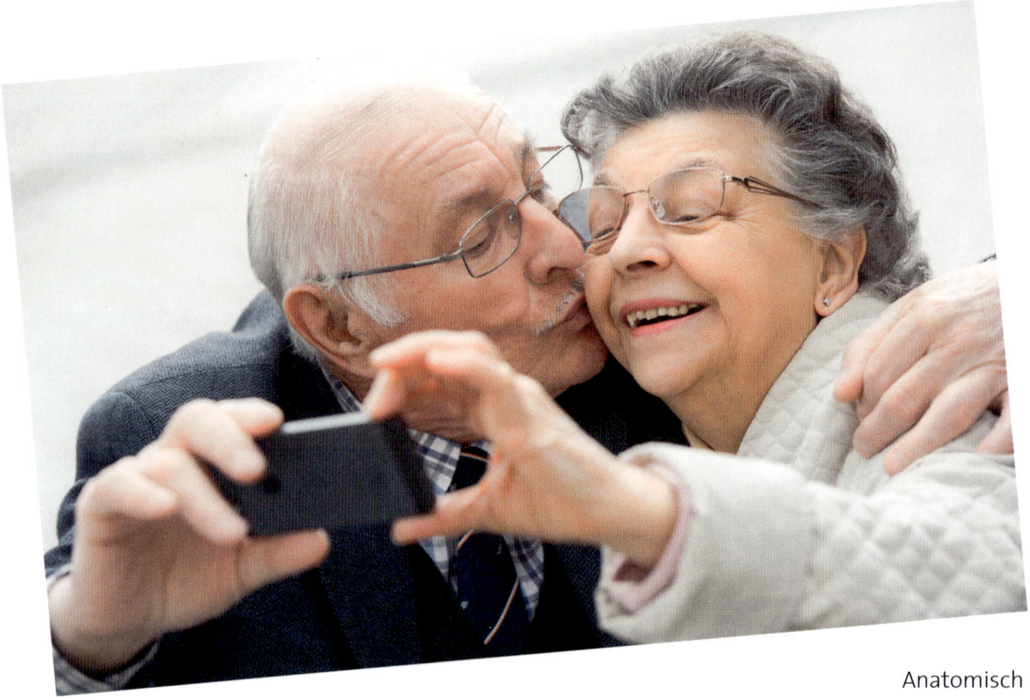

Anatomisch betrachtet hat das Herz übrigens noch ein paar Besonderheiten: Es hat zwei Ohren, und ein Nerv, der den Kehlkopf steuert, nimmt einen Umweg über das Herz. Dieses ist Ziel und gleichzeitig Umkehrpunkt für den Nervus laryngeus recurrens. Warum nimmt dieser Nerv den

Umweg über das Herz? Vielleicht, weil das Herz den Klang der Stimme mitgestaltet und auf diese Weise die Seele sozusagen hörbar macht.

Schon Marc Aurel sagt: »Der Weise hat seinen Mund im Herzen.«

Letztlich sind die Worte Liebe und Glück untrennbar miteinander verbunden. Wenn du liebst, bist du glücklich, und wenn du glücklich bist, hast du liebevolle Gefühle.

Dass Herz und Seele einiges miteinander zu tun haben, bestreitet auch die moderne psychosomatische Medizin in keiner Weise. Und nachdem Psychosomatik im Grunde angewandte Epigenetik ist, tun wir sehr gut daran, diese alten überlieferten Weisheiten nicht zu vernachlässigen.

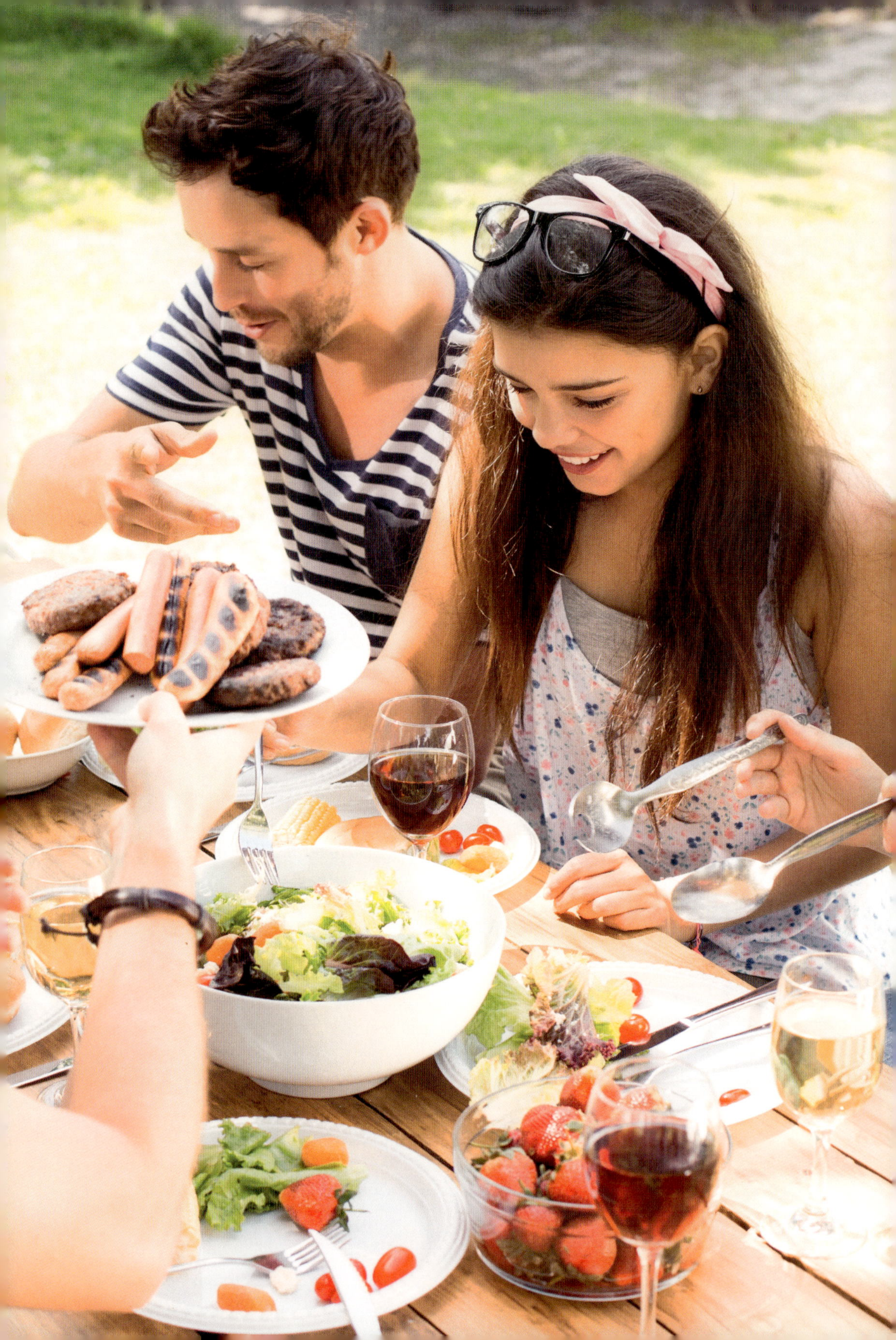

Zwischen Essen und Ernährung können Welten liegen

IM DSCHUNGEL DER MEINUNGEN UND FAKTEN

Nicht schon wieder Ernährungsratschläge! Dieser Stoßseufzer ist leicht nachzuvollziehen. Es gibt Millionen von Büchern, Artikeln und Medienberichten zum Thema, und wo immer man hinkommt – schnell sind gute Ratschläge und Kommentare parat. Jede Ernährungsform hat ihren Guru – und ihre unumstößlichen Glaubenssätze: Fleisch ja, Fleisch nein, Fette sind gefährlich, Fette braucht man unbedingt, alle Vitalstoffe gibt es nur in rohem Essen, wenn Gemüse nicht gekocht wird, kann es nicht aufgeschlossen und verwertet werden, Eiweiß ist ungesund, Eiweiß ist lebensnotwendig, und man kann gar nicht genug davon zu sich nehmen, Cholesterin hin, Cholesterin her ... die Liste ließe sich unendlich lange fortsetzen.

Dazu kommen noch die vielen Nahrungsmittelunverträglichkeiten und -intoleranzen. Es ist heutzutage schon sehr schwierig, sich mit ein paar Freunden unbeschwert zu einem guten Essen zusammenzusetzen, ohne dass derartige Themen so lange besprochen werden, bis endgültig allen der Bissen im Hals stecken bleibt.

Worauf kommt es beim Thema Essen aber nun wirklich an? Was ist Mythos, was ist wissenschaftlich abgesichert? Auch da gibt es nicht immer übereinstimmende Auskünfte, wobei gerade in Hinblick auf die Auswirkungen der Ernährung auf unser Gehirn die Faktenlage zunehmend klarer wird. Und nachdem mittlerweile bekannt ist, dass unser Gehirn die Drehscheibe aller Lebensvorgänge darstellt, ist das sicherlich eine gute Referenz und ein sinnvoller Ansatzpunkt.

Eines sei hier vorweggenommen: Die Ernährung ist ein überaus bedeutender Mosaikstein bei der Erhaltung eines gesunden, leistungsfähigen Gehirns. Und eine Ernährung, die für unser Gehirn gut ist, hilft auch unserem Herz-Kreislauf-System und schützt vor Krebs.

Prinzipiell brauchen wir – neben Vitaminen und Mineralien – zum Überleben Fette und Proteine. Kohlenhydrate brauchen wir nicht unbedingt. Denn die für den Stoffwechsel unerlässliche Glukose, also den Traubenzucker, kann der Organismus auch aus Fett und Eiweiß gewinnen.

KOHLENHYDRATE – VERFÜHRER MIT SCHATTENSEITEN

Widmen wir uns zunächst einmal den Kohlenhydraten – bei diesem Thema prallen die gegensätzlichen Meinungen ja besonders intensiv aufeinander. Eines ist jedenfalls klar: Kohlenhydrate machen medizinisch bei weitem die meisten Probleme, sowohl, was die Verdauung, als auch, was den gesamten Stoffwechsel anbelangt.

Hauptquellen für Kohlenhydrate in unserer Nahrung sind die verschiedenen Zuckerarten, Getreideprodukte, Reis und Kartoffeln. Was passiert nun, wenn wir diese Nahrungsmittel zu uns nehmen?

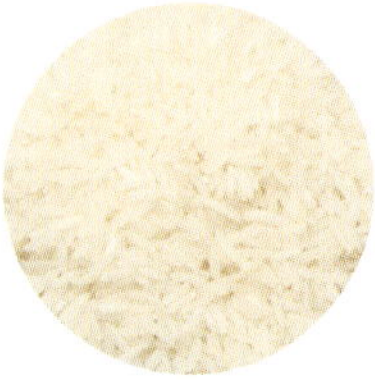
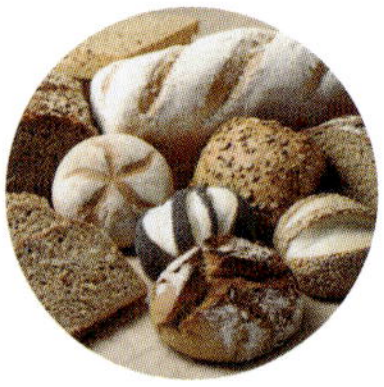
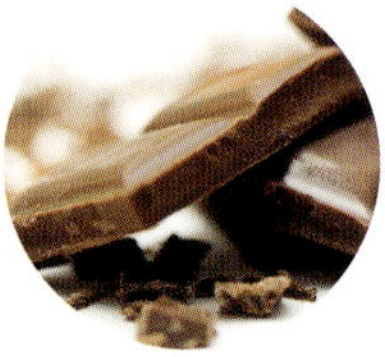
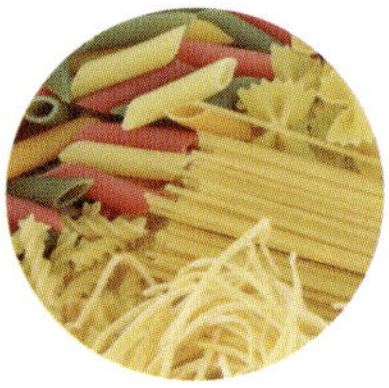

Insulin – der Drahtzieher

Prinzipiell funktioniert es so: Wir essen Kohlenhydrate, also zum Beispiel ein Stück Zucker. Dieses nimmt den klassischen Weg durch den Verdauungstrakt, landet schlussendlich als Glukose im Blut und steht dem Stoffwechsel zur Energiegewinnung zur Verfügung. Die weitere Verarbeitung geschieht mit Hilfe des Insulins. Wenn also der Blutzuckerspiegel steigt, dann schüttet die Bauchspeicheldrüse vermehrt Insulin aus. Das ist ein ganz normaler Vorgang.

Insulin ist ein Hormon, und die Hormonwirkung an den Zellen funktioniert mittels spezieller Rezeptoren – im Fall von Insulin sind die Rezeptoren die Eintrittspforten für Glukose in die Körperzellen, wo diese zur Energiegewinnung herangezogen wird. Wenn nun akut keine weitere Energie mehr benötigt wird, wird die Glukose in Muskeln und Leber als Glykogen gespeichert, um den Organismus so für weitere Belastungen ohne direkte neue Glukoselieferungen zu rüsten. Sind auch Muskeln und Leber gefüllt und steht noch immer Glukose zur Verfügung, wird sie dann letztendlich als Fett gespeichert.

WIE ARBEITET INSULIN?

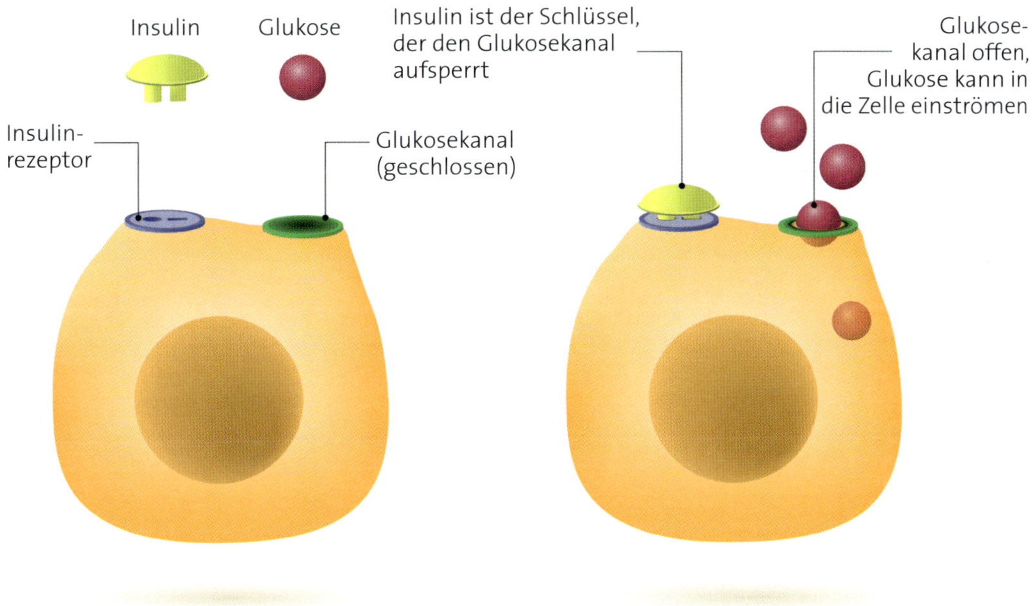

Das ist natürlich ein sehr sinnvoller Mechanismus, der das Überleben des Menschen über die Jahrtausende hinweg gut gesichert hat – gerade in Zeiten eines geringen Nahrungsangebotes. Für unsere heutige Überflussgesellschaft ist er jedoch nicht optimal. Wenn durch die ständige Zufuhr von Kohlenhydraten ununterbrochen Insulin produziert wird, kommt es zu einem Erschöpfungszustand der Rezeptoren.

Insulinresistenz – verhungern bei vollen Schüsseln

Können die Rezeptoren ihre Aufgabe nicht mehr optimal erfüllen, die Zellen also nicht mehr adäquat auf Insulin reagieren, kann in weiterer Folge Glukose nicht mehr ausreichend verwertet werden. Der Organismus versucht nun, diesen Zustand mit einer vermehrten Insulinproduktion zu kompensieren. Das wiederum bedingt eine noch größere Überforderung der Insulinrezeptoren, wodurch noch mehr Insulin ausgeschüttet wird. Eine verhängnisvolle Spirale wird in Gang gesetzt – wir sprechen von Insulinresistenz. Man geht davon aus, dass in der westlichen Welt ungefähr ein

Drittel der Bevölkerung davon betroffen ist. Bei übergewichtigen Menschen steigt diese Rate auf bis zu 70 Prozent an.

In der Folge versagt bei diesem »Zucker-Overkill« das Regelsystem. Es gibt überschießende Reaktionen, der Blutzucker fällt unter die Norm ab, es kommt immer öfter zu Symptomen der Unterzuckerung. Der Bogen reicht dabei von Müdigkeit, Schlaflosigkeit, Schwindelgefühl über Konzentrationsstörungen und Verdauungsprobleme bis hin zu Depressionen und Sehverschlechterung. Eine Folge der Unterzuckerung sind auch die berühmt-berüchtigten Heißhungerattacken. Weil der Blutzuckerspiegel in diesem Fall tatsächlich zu niedrig ist, haben sie sogar »ihre Berechtigung«.

Eine weitere Komponente der Insulinwirkung tritt durch die große Insulinproduktion ebenfalls unangenehm in den Vordergrund: die Hemmung des Fettabbaus. Das bedeutet im Klartext, dass beim Vorhandensein von viel Insulin kein Fett abgebaut, sondern immer mehr gespeichert wird. Dieses Fettgewebe wiederum schüttet Substanzen aus, die ihrerseits eine Insulinresistenz fördern. Ein prekärer Kreislauf wird in Gang gesetzt, der zu allem Überfluss auch negative Auswirkungen auf unsere Leistungsfähigkeit und auf unser Gehirn hat. Schon lange, bevor wir endgültig von Diabetes 2 reden, kommt es durch all diese Mechanismen zu Schäden an den Blutgefäßen. Und die können in weiterer Folge zu Herzinfarkt, Schlaganfall, aber auch chronischen Hirnschäden wie der »Verkalkung« führen.

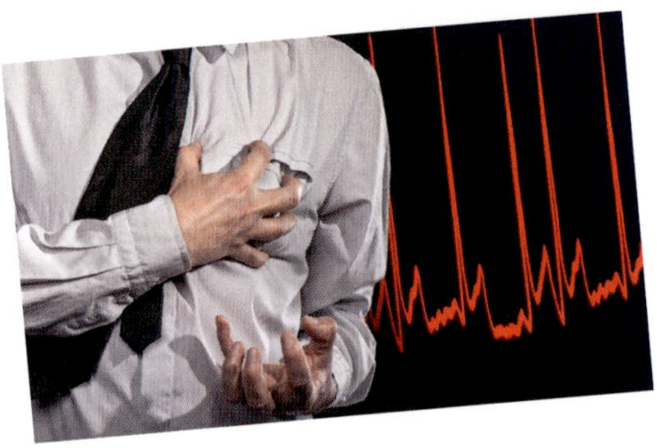

»Silent Inflammation« – der Killer auf leisen Sohlen

Als i-Tüpfelchen ist eine Insulinresistenz dann noch eine der Hauptursachen für die sogenannte »Silent Inflammation«, die stille Entzündung. Heimtückischerweise läuft sie ohne große Symptome ab – im Gegensatz zu einer akuten Entzündung, die man deutlich erkennt: durch Rötung, Hitze, Schmerz und eventuell Schwellung des entzündeten Körperteils. Diese Mechanismen setzen sinnvollerweise massive Immunreaktionen in Gang. Das Hauptaugenmerk des Organismus gilt dann dem Immunsystem, die verfügbare Energie geht primär darin auf. Eindringlinge wie zum Beispiel Bakterien oder Viren können abgewehrt, bzw. unschädlich gemacht werden, die Normalsituation ist bald wieder hergestellt. Eine akute Entzündung stellt also ein sehr sinnvolles, hilfreiches Werkzeug dar.

Anders verhält es sich bei der stillen Entzündung: Da merkt man vordergründig einmal gar nichts – oder zumindest sehr wenig. Mit umso schlimmeren Folgen: Auch bei dieser Entzündungsform wird das Immunsystem aktiviert, es arbeitet aber im unkonstruktiven Dauereinsatz, braucht sehr viel Energie und Ressourcen. Das kann zu einer Reihe von höchst unangenehmen Krankheiten führen.

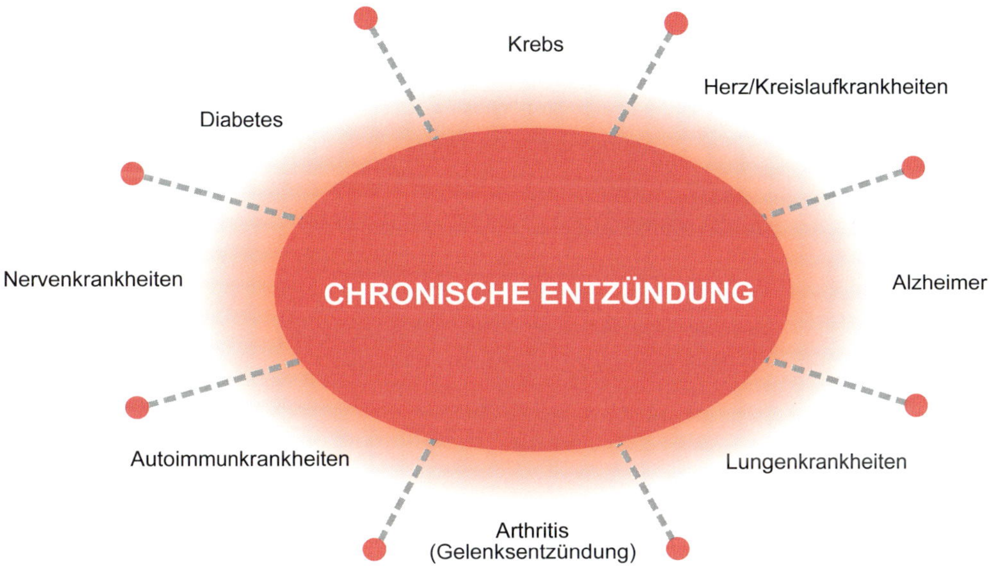

Wer sich nun fragt, was das jetzt alles mit unserem Hirn zu tun hat, dem sei gesagt: Ungeheuer viel! Es gibt mittlerweile zahlreiche wissenschaftliche Untersuchungen, die diese Entzündungsreaktionen für viele bzw. für fast alle neurodegenerativen Prozesse, allen voran Alzheimer, verantwortlich machen.

Zucker macht dumm

Wieso denn das? Wir haben doch gelernt, dass Glukose die Hauptnahrung für unser Gehirn ist. Also müsste es doch logischerweise so sein: je mehr Zucker, desto mehr Nahrung für das Gehirn und desto besser die Hirnleistung. Leider nein, denn das genaue Gegenteil ist der Fall.

Unser Gehirn macht nur zwei Prozent unseres Körpergewichtes aus, verbraucht aber durchschnittlich 20 Prozent der zugeführten Energie. Trotz dieses hohen Bedarfs

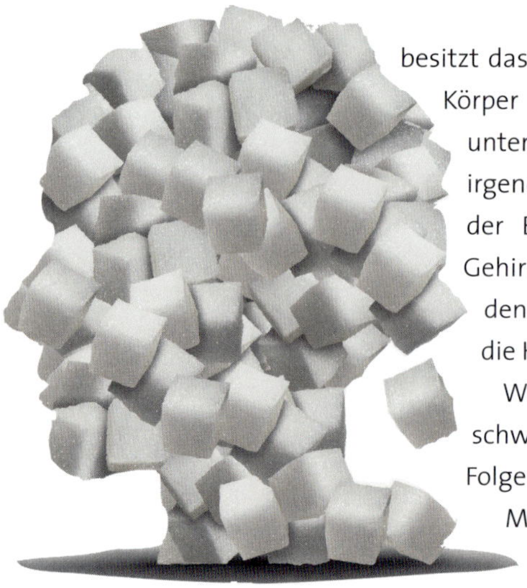

besitzt das Gehirn keine eigenen Energiespeicher. Es muss dem Körper Energie entziehen, auch wenn der Körper selbst unterversorgt ist: Das Gehirn nimmt sich solang es nur irgendwie geht, was es braucht. Dieses Phänomen ist unter der Bezeichnung »selfish brain«, also »selbstsüchtiges Gehirn« bekannt. Bestimmte Zellen detektieren laufend den Energielevel und fordern bei Bedarf sofort Glukose, die Hauptnahrung unseres Gehirns, an.

Wir wissen schon, dass ein exzessiver Zuckerkonsum zu schwankenden Blutzuckerspiegeln und damit in weiterer Folge zu Insulinresistenz führt.

Mittlerweile geht man davon aus, dass es auch eine Insulinresistenz speziell im Gehirn gibt – sie wird als Diabetes 3 bezeichnet. Auch diese Diabetesvariante aktiviert Entzündungen, in diesem Fall direkt im Gehirn, zerstört die DNA und die Funktion der Mitochondrien, also, kurz gesagt, die Funktion der Zellen. Das Endergebnis, auch das wissen wir schon: Alzheimer.

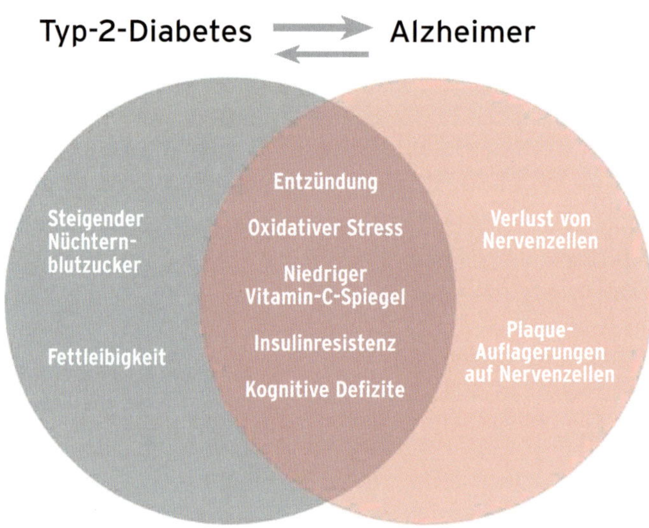

Diese Graphik zeigt eindrucksvoll den engen Zusammenhang zwischen Diabetes und Alzheimer: Dass sich viele Symptome decken, ist mehr als augenfällig.

Eine interessante Untersuchung des renommierten MIT (Massachusetts Institute of Technology), eines Tempels der modernen Naturwissenschaften, führte zu einem klaren Ergebnis: Je höher der Zuckerkonsum, desto niedriger der Intelligenzquotient. Außerdem bringt der übermäßige Konsum von Zucker noch zusätzlich ein paar Nebenerscheinungen mit sich: Aggression, Angst, Hyperaktivität, Aufmerksamkeitsdefizit und Lernschwierigkeiten.

Sie erinnern sich noch an den BDNF? Den im Kapitel »Gehirn« näher erklärten »Brain-Derived Neurotrophic Factor« (siehe Seite 18), Hüter und Wächter unserer Nerven, insbesondere unseres Gehirns, der sogar das Wachstum neuer Synapsen fördert? Bei einer Insulinresistenz und bei Diabetes ist dieser BNDF immer vermindert. Aber: Wissenschaftliche Studien beweisen, dass er sich durch Bewegung und entsprechende Ernährung wieder erholen kann!

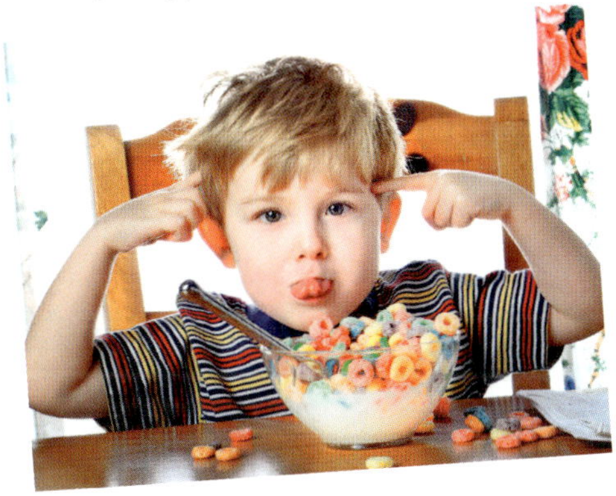

Selten ist es aber so einfach und von jedem Einzelnen so leicht steuerbar, eine tiefgreifende, nachhaltige Regeneration einzuleiten – ohne teure Medikamente und mit ausschließlich positiven Nebenwirkungen!

Bereits Jahre vor dem Auftreten einer Alzheimer-Erkrankung ist ein gestörter Glukosestoffwechsel im Gehirn nachweisbar. Eine Untersuchung konnte sogar aufzeigen, dass bei einem hohen Blutzuckerspiegel als erstes die Funktion in jenen Hirnarealen eingeschränkt wird, die hauptsächlich von Alzheimer betroffen sind. Der Zusammenhang ist also augenfällig.

Im Überfluss vorhandene Glukose reagiert auch mit Proteinen. Diesen Vorgang nennt man Glykation und er führt zu den sogenannten AGEs (Advanced Glycosylated Endproducts). Sie machen letztendlich Membranen dicker und behindern in weiterer Folge die Kommunikation der Zellen untereinander.

Last but not least: Hoher Zuckerkonsum führt zu Vitamin-B- und Mineralstoffmangel.

Zucker ist überall

Zucker ist in unserer raffinierten Nahrung omnipräsent. Und raffiniert steht in diesem Zusammenhang nicht für erlesen, kultiviert oder pfiffig, sondern für in großem Stil industriell aufbereitete Lebensmittel. Wobei der Ausdruck Lebensmittel hier durchaus fragwürdig erscheint. Denn Raffinierung betrifft vor allem Zucker, Mehl und Fette und macht die Produkte lagerfähig und sauber. Bei dieser Reinigung werden jedoch nicht nur Verunreinigungen, sondern auch wertvolle Inhaltsstoffe beseitigt.

Nach all diesen höchst unerfreulichen Fakten betreffend Zucker und die möglichen Folgen eines hohen Zuckerkonsums gibt es aber auch eine wunderbare Nachricht: Insulinresistenz mitsamt ihren prekären Begleiterscheinungen ist nicht schicksalhaft, sondern kann rückgängig gemacht werden! Wie? Langweilig, aber wahr und höchst wirksam: durch gezielte Ernährung und Bewegung.

Wie sollte diese gezielte Ernährung nun aussehen?

Leider gibt es in der Ernährungswissenschaft keinen Konsens darüber, wie die optimale Ernährung aussehen sollte – vergleichen wir doch einmal die diversen Ernährungspyramiden. Einig ist man sich nur dahingehend, dass ganz an der Spitze die Süßigkeiten stehen, man diese also nur sehr selten essen sollte. Ob dort oben auch die Fette angeordnet sind, ist schon umstritten. Und auch die breite Basis schaut ziemlich unterschiedlich aus: Brot, Getreide, Nudeln oder doch Fruchtsäfte und Obst?

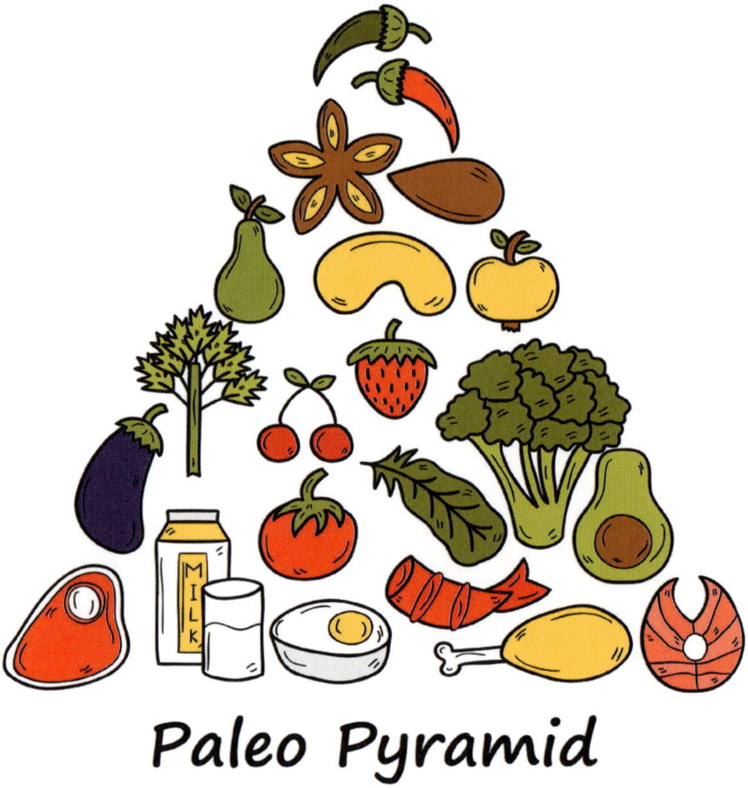

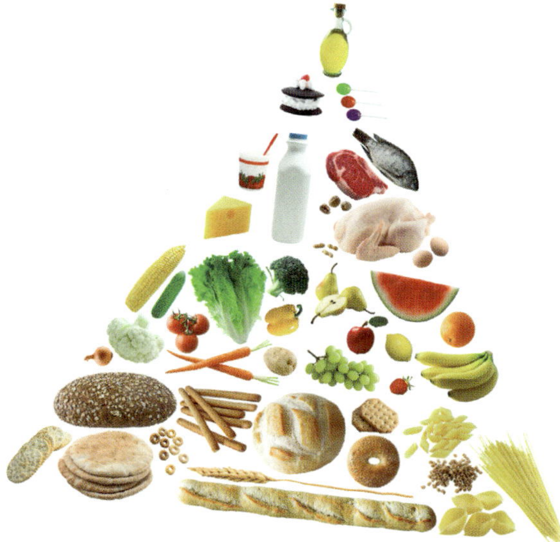

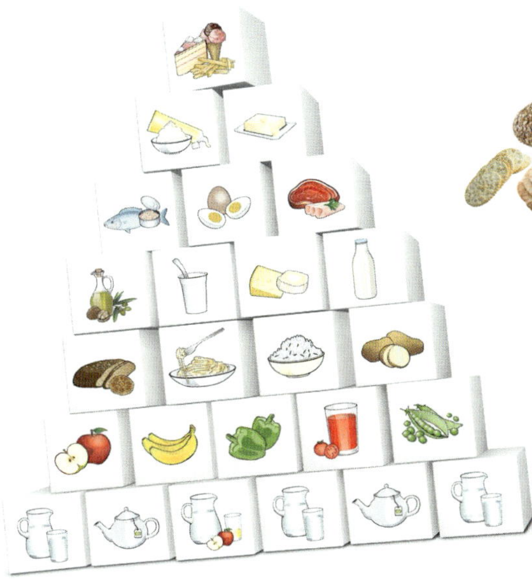

(Quelle: Bundesministerium für Gesundheit)

Prinzipiell geht aus dem Vorhergesagten doch deutlich hervor, dass es ratsam ist, weniger Kohlenhydrate zu konsumieren. In weiterer Folge geht es dann darum, welche Kohlenhydrate sinnvoll und welche kontraproduktiv sind. Zumindest bei einer Insulinresistenz ist es durchaus angebracht, die Zufuhr von Kohlenhydraten eine Zeitlang einzuschränken, bzw. Kohlenhydrate hauptsächlich in Form von Gemüse zu sich zu nehmen.

Es geht bei Kohlenhydraten letztlich immer darum, ob sie den Insulinspiegel sehr stark beeinflussen oder nicht. Das hängt einerseits von der Art des Kohlenhydrats, andererseits aber auch von der Menge ab.

Welche Kohlenhydrate sind also sinnvoll und welche kontraproduktiv? Den Blutzucker und damit den Insulinspiegel schnell ansteigen lassen Glukose (Traubenzucker), Saccharose (unser normaler Haushaltszucker), Laktose (Milchzucker) sowie Stärke aus Getreide und Getreideprodukten wie Brot und Nudeln, Mais und Kartoffeln.

Wenig Einfluss auf den Blutzucker- und Insulinspiegel haben hingegen Galaktose und Ribose (Näheres im Kapitel »Hirnfutter«), Mehle aus Ölsamen wie Leinsamen-, Mandel- oder Traubenkernmehl und Fruktose (Achtung: Fruktose fordert zwar kein Insulin an, führt aber in größeren Mengen zu Fettleber und erhöhter Harnsäure!).

Getreide – unverzichtbare Basis oder unnötige Belastung?

Weizenmehl sollte aus Sicht mancher Autoren nicht erste Wahl in Sachen Getreide sein. Erstens besteht es zu einem Gutteil aus Stärke, zweitens enthalten moderne Züchtungen zudem sehr viel Gluten: Der Gehalt an diesem Klebereiweiß im Weizen ist in den letzten 50 Jahren um ein Vielfaches angestiegen. Mittlerweile hat sich die moderne Wissenschaft durchgerungen, neben der Zöliakie, einer absoluten Glutenunverträglichkeit, eine NCGS zu beschreiben (Non Coeliac Gluten Sensitivity). Etwa 30 bis 40 Prozent der Menschen sind davon betroffen. Einige Autoren publizieren sogar, dass in Wirklichkeit alle Menschen empfindlich auf Gluten reagieren, was vermutlich darauf beruht, dass Gluten die Verbindungen zwischen Zellen der Darmschleimhaut zerstört. So können Stoffe in die Blutbahn gelangen, die das normalerweise nicht tun, und in der Folge Allergien und Entzündungen auslösen. Es gibt auch Nachweise dafür, dass Gluten eine Migräne verschlechtern und den Homocystein-Spiegel anheben kann.

Die Ansichten darüber, ob Gluten wirklich so schädlich ist, sind kontroversiell. Es gibt jedenfalls viele Experten, die entsprechende Hinweise sehr schlüssig darlegen.

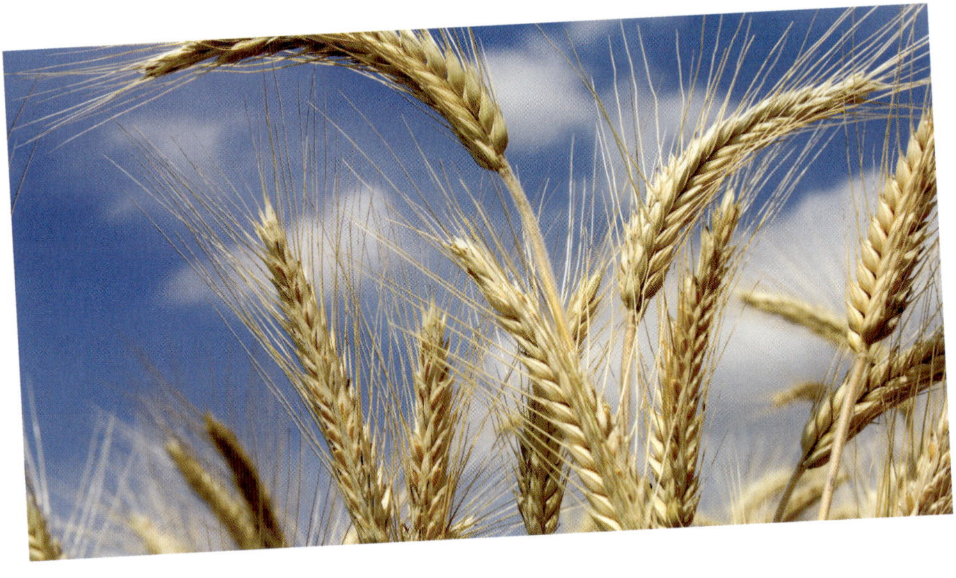

Und auch postulieren, dass die Blut-Hirn-Schranke ebenso wie die Darmschleimhautbarriere durch Gluten beeinflusst wird. Am besten probieren Sie 14 Tage lang aus, ob Sie sich ohne glutenhaltige Nahrungsmittel besser fühlen. Das kann sich sowohl auf die Verdauung als auch auf sonstige körperliche und psychische Symptome beziehen.

Urgetreide wie Dinkel, Einkorn und Emmer enthalten weniger Stärke und weniger schädliches Gluten als Weizen. Buchweizen, Amarant und Quinoa enthalten zwar kein Gluten, aber viel Stärke, sind also im Hinblick auf eine Insulinresistenz ebenfalls nicht empfehlenswert. Zudem enthält Getreide – und hier vor allem Vollkornprodukte – Phytinsäure. Es ist nachgewiesen, dass diese Säure Mineralien binden und damit für den Organismus unbrauchbar machen kann. Speziell Zink ist in dieser Hinsicht sehr empfindlich, und es kann gut sein, dass ein Zinkmangel genau aus diesem Grund so weit verbreitet ist.

GLYX – EIN MASS FÜR DIE BELASTUNG DES KOHLENHYDRAT-STOFFWECHSELS

Im Großen und Ganzen ist es sinnvoll, sich am sogenannten glykämischen Index, dem Glyx, bzw. an der glykämischen Last (GL) zu orientieren. Beim glykämischen Index wird angegeben, wie viel Insulin jeweils 50 Gramm der Kohlenhydrate eines Lebensmittels »anfordern«. Bei der glykämischen Last wird auch noch berücksichtigt, wie viele Kohlenhydrate das jeweilige Lebensmittel enthält, sie ist deshalb praxisgerechter.

Als Referenz beim Glyx gilt Zucker mit einem Wert von 100. Alle Werte bis 50 sind niedrig (bei 50 ist die Wirkung auf Insulin und Blutzuckerspiegel halb so groß wie beim Zucker). Ab einem Wert von 70 gilt der Glyx als hoch. Ein GL-Wert von unter 10 ist niedrig, von über 20 hoch.

Ganz ohne Kohlenhydrate

Die Extremform einer kohlenhydratarmen Ernährung ist die ketogene Diät. Dabei werden Kohlenhydrate generell vermieden, als Treibstoff für das Gehirn stehen die sogenannten Ketonkörper zur Verfügung, die aus der Fettverwertung resultieren. In der wissenschaftlichen Literatur gibt es viele Hinweise, dass diese Ernährungsform bei Krankheiten des Nervensystems sehr hilfreich sein kann, sowohl bei Parkinson oder ALS wie auch bei Alzheimer. Das liegt möglicherweise daran, dass Entzündungsreaktionen hintangehalten werden und Ketonkörper letztlich eine sehr effiziente Energiequelle für das Gehirn darstellen. Besonders gute Erfolge zeigt die Diät bei Kindern, die unter Epilepsie leiden, und auf die gängigen Medikamente nicht ansprechen. Es ist noch nicht ganz geklärt, warum, aber jedenfalls sind die Kinder anfallsfrei, wenn die ketogene Diät genau eingehalten wird.

Viel Obst ist gesund – oder doch nicht?

Noch ein paar Bemerkungen zur Fruktose, also zum Fruchtzucker: Obst ist gesund. Ja, aber in Maßen! Fruktose braucht zwar zu seiner Verwertung kein Insulin, geht aber direkt in die Zelle und führt bei sehr großen Verzehrmengen zu Fettleber und erhöhter Harnsäure. Und die sogenannte »nicht alkoholische Fettleber« wird mittlerweile immer häufiger schon bei Kindern diagnostiziert – ein wahrlich alarmierender Befund. In dieser Hinsicht Hauptverdächtiger ist der Maissirup, der »High Fructose Corn Syrup«. Er ist in nahezu allen industriell gefertigten Nahrungsmitteln und vor allem in Softdrinks enthalten. Mit seiner Erfindung und großflächigen Markteinführung Ende der 70er-Jahre des vorigen Jahrhunderts sind die Fälle von Diabetes und Insulinresistenz schlagartig angestiegen.

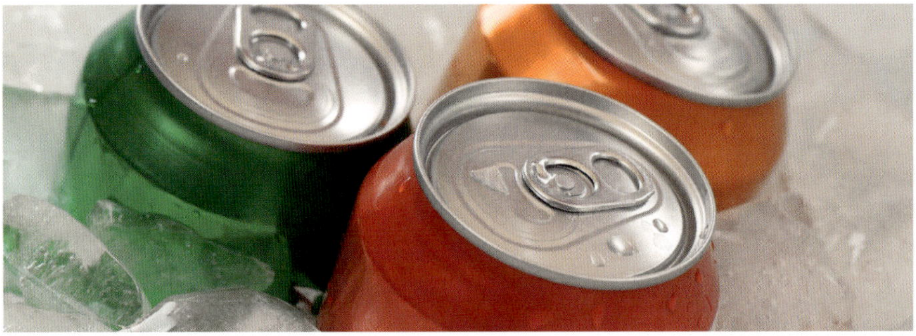

FETTE – HUI ODER PFUI?

Fette hatten sehr lange einen sehr schlechten Ruf. Fast hatte es den Anschein, als ob schon der Gedanke an Fett die Gefäße verstopfen würde. Als Folge entstand eine Milliardenindustrie, die alles daransetzte, fettreduzierte Nahrungsmittel herzustellen, Light-Produkte wurden geboren. Sie haben weniger Kalorien, weil der Großteil des Fettes durch Kohlenhydrate ersetzt ist. Und zwar nicht durch die wertvollsten, wie sich leicht denken lässt. Die Konsequenz, die sich aus dieser Light-Nahrung ergab, hieß vielfach: Insulinresistenz und alles, was danach kommt. Mit guten Fetten ist man also wesentlich besser beraten als mit (noch dazu schlechten) Kohlenhydraten!

Noch ein interessantes Detail: Erhöhte Triglycerid-Werte entstehen durch übermäßige Zufuhr von Kohlenhydraten!

Um zu überleben, brauchen wir Fette – wie der Name schon sagt, sind essenzielle Fettsäuren für einen funktionierenden Stoffwechsel unerlässlich. Wir müssen sie zu uns nehmen, da sie der Organismus nicht selbst bilden kann.

Fett ist nicht gleich Fett

Es gibt gute und schlechte Fette. Raffinierte Fette sind abzulehnen, und wann immer Sie auf einer Verpackung etwas von gehärteten Fetten lesen: Hände weg! Transfette sind prinzipiell zu meiden. Sie kommen in großer Menge in Frittiertem vor und finden sich in industriell hergestellten Fetten – wobei die Hersteller von Margarine den Anteil an Transfetten in ihren Produkten schon drastisch reduziert haben. Transfette entstehen aber auch beim starken Erhitzen, speziell von Omega-6-haltigen Ölen wie Maiskeim- oder Sonnenblumenöl. Sie sind nicht nur Gift für die Gefäße, sondern lagern sich auch anstelle wertvoller Omega-3-Fettsäuren in den Nervenzellen ab. In einigen Ländern ist der Gehalt an Transfetten in Nahrungsmitteln gesetzlich reglementiert und darf nicht mehr als zwei Prozent des Fettes ausmachen.

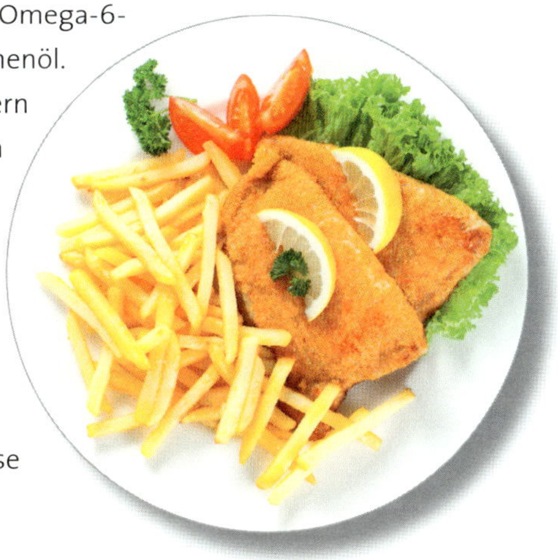

Chemisch werden Fette in einfach ungesättigte, mehrfach ungesättigte und gesättigte Fette eingeteilt. Der Fettanteil der Nahrung sollte diese Komponenten jeweils zu einem Drittel enthalten.

Einfach ungesättigte Fettsäuren

Hauptvertreter dieser Fettsäuren ist das Olivenöl. Man kann es bis zu 170 oder 180 Grad Celsius erhitzen, ohne die wertvollen Inhaltsstoffe zu zerstören. Olivenöl enthält auch jede Menge Antioxidantien – was es zu einem besonders wertvollen Lebensmittel macht. Die Mittelmeerdiät hat ihren hervorragenden Ruf sicherlich zu einem guten Teil dem Olivenöl zu verdanken, das dabei ja großzügig verwendet wird. Aber Achtung: Gerade weil Olivenöl ein begehrtes Nahrungsmittel ist, gibt es relativ viele Fälschungen. Nicht überall, wo »extra vergine« draufsteht, ist auch »extra vergine« drinnen. Es zahlt sich also wirklich aus, nach einer guten und verlässlichen Olivenölquelle Ausschau zu halten.

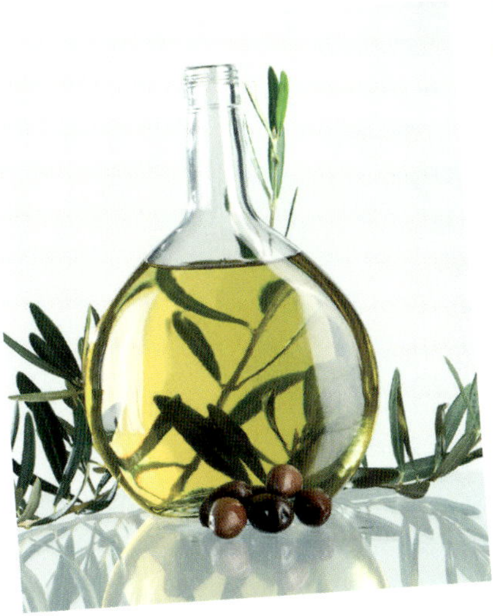

Mehrfach ungesättigte Fettsäuren

Ein herausragender Vertreter der mehrfach ungesättigten Fettsäuren ist das Leinöl, eventuell auch das Hanföl. Beide Öle enthalten relativ große Mengen an den so erwünschten Omega-3-Fettsäuren. Kaufen Sie Lein- bzw. Hanföl aber nur in kleinen Flaschen, und bewahren Sie diese immer im Kühlschrank auf. Sind die Flaschen geöffnet, sollten die Öle innerhalb von drei Wochen verbraucht werden.

Omega-3-Fettsäuren sind eine Untergruppe der mehrfach ungesättigten Fettsäuren. Ein Mangel an diesen essenziellen Nährstoffen ist weit verbreitet, und das hat beachtliche Folgen, denn sie sind gerade für Gehirn und Nervensystem von großer Bedeutung. Omega-3-Fettsäuren sind wichtig als Bestandteil der Nervenscheiden (Myelin), aber mindestens genauso wichtig sind sie wegen ihrer Wirkung: Sie können Entzündungen eindämmen, das Immunsystem stärken, Botenstoffe im Gehirn unterstützen und haben auch noch einen positiven Einfluss auf die Blutgefäße. Enthalten sind die Fettsäuren in fetten Kaltwasserfischen, in Hanf- und Leinöl. Eine optimale Versorgung ist fast nur mit Fischöl möglich. Neuerdings gibt es aber auch gute Omega-3-Präparate, die aus Algen gewonnen werden – Vegetarier dürfen sich freuen.

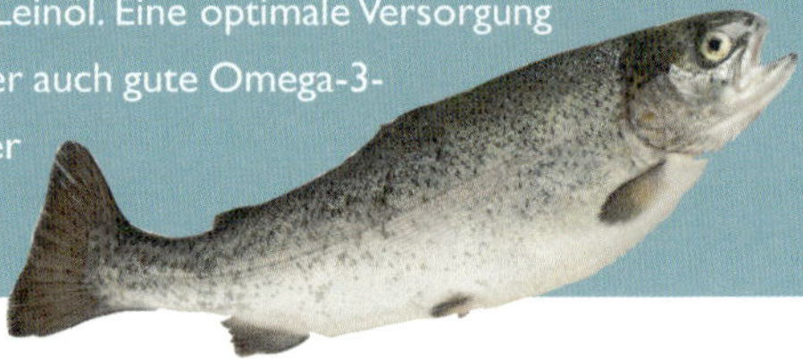

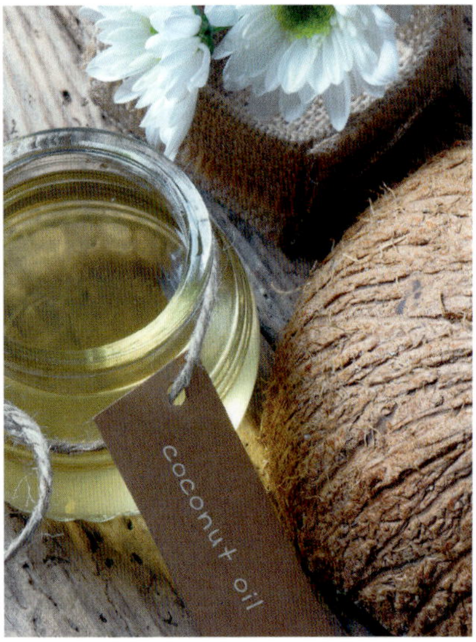

Gesättigte Fettsäuren

Auch gesättigte Fettsäuren sind wichtig, gerade für unser großes Thema, das Gehirn. Gute Vertreter dieser Gruppe sind natives Kokosöl und Butter. Sie haben richtig gelesen: Butter ist wesentlich besser als ihr Ruf, vorausgesetzt, sie stammt von grasgefütterten Kühen und nicht von Kühen, die mit Antibiotika und womöglich sogar Hormonen behandelt wurden. Butter enthält viele mittelkettige Triglyceride, die besonders gute Energielieferanten sind, und auch die wertvollen Omega-3-Fettsäuren. Kokosöl kann erhitzt werden, bei Butter ist das nicht günstig. Ein Stück Butter auf gedünstetem Gemüse ist kein Problem, aber die in Feinschmeckerkreisen geschätzte braune Butter hat die positiven Eigenschaften dieses Lebensmittels größtenteils verloren.

MILCH UND MILCHPRODUKTE – EIN MUSS FÜR GESUNDE KNOCHEN?

Ein weiteres heiß diskutiertes Feld rund um das Thema Ernährung ist die Milch. Hier prallen die Meinungen von Ernährungswissenschaftlern, Medizinern und sonstigen Experten sehr emotionsgeladen aufeinander. Schon bei der Frage, ob Milch als Kalziumquelle taugt, gehen die Wogen hoch. Tatsache ist jedenfalls, dass drei Viertel der Weltbevölkerung eine Laktoseintoleranz haben, also keine Milchprodukte vertragen. Das gilt für Erwachsene, wohlgemerkt. Logisch gedacht, müssten diese Personen allesamt ein riesiges Problem mit Osteoporose haben. Allerdings ist, so viel sei an dieser Stelle verraten, genau das Gegenteil der Fall.

Für Kinder ist Milch in der Regel kein Problem, später verschwindet meist das Gen, das für die Produktion des Milchverdauungsenzyms zuständig ist. Man müsste also eher sagen, dass es ungewöhnlich ist, Milch zu vertragen, und sollte nicht der absoluten Mehrheit einen Krankheitsstempel aufdrücken. Der Teil der Menschheit, der mit der Verdauung von Milch kein Problem hat, lebt hauptsächlich in Europa, Nordamerika und Australien. Am besten wird Milch in Nordeuropa vertragen.

Tatsache ist: Milch enthält viele Wachstumsfaktoren. Milch trinken ist also in der Wachstumsphase sinnvoll, später nicht unbedingt. Denn letztlich benützen die Wachstumsfaktoren der Milch denselben Rezeptor wie Insulin. Das bedeutet, dass viel Milch dieselbe Wirkung hat wie ein zu hoher Insulinspiegel (siehe Insulinresistenz). Zum Frühstück ein süßes Müsli mit viel Milch zu sich zu nehmen, diese Praxis sollte man demgemäß doch einmal genauer überdenken!

EIWEISS – NUR ETWAS FÜR SPORTLER?

Auch das Thema Eiweiß wurde in der Vergangenheit schon mit viel Pro und Kontra diskutiert. Es ist eine unumstößliche Tatsache, dass wir Eiweiß zum Überleben brauchen. Wir benötigen es hauptsächlich zum Aufbau unserer Körperstrukturen. Aus nur 20 verschiedenen Aminosäuren, den Eiweißbausteinen, bildet der Organismus ein bis zwei Millionen verschiedene Proteine, zum Beispiel Knochen, Muskeln, Haut, Schleimhäute, Botenstoffe im Gehirn, Enzyme, Hormone, Haare ... Nahezu täglich werden neue Proteine erforscht und gefunden, eine genaue Zahl kann deswegen nicht angegeben werden. In unserem Zusammenhang ist vor allem interessant, dass alle Botenstoffe in Nerven und Gehirn aus Aminosäuren aufgebaut sind.

Je nach Belastung sollten täglich ein bis 1,5 Gramm Eiweiß pro Kilogramm Körpergewicht konsumiert werden. Zur Orientierung: Wenn man zehn Gramm Protein zu sich nehmen will, muss man 50 Gramm Lachs, 40 Gramm Huhn oder 60 Gramm Ei essen – oder aber 50 Gramm Linsen, wobei hier die Zusammensetzung der Aminosäuren nicht ganz so ideal ist wie bei Lachs, Huhn oder Ei.

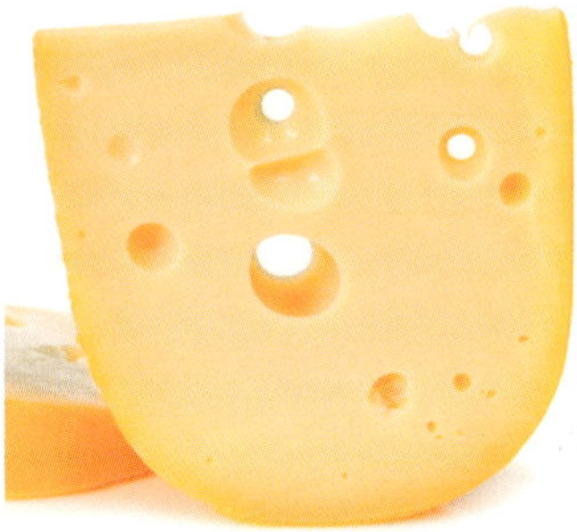
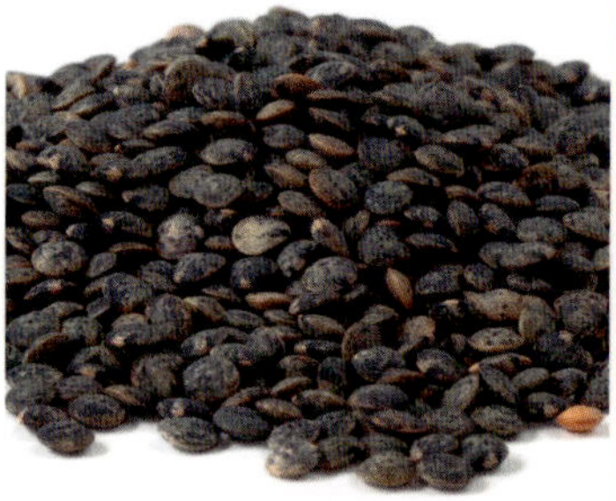
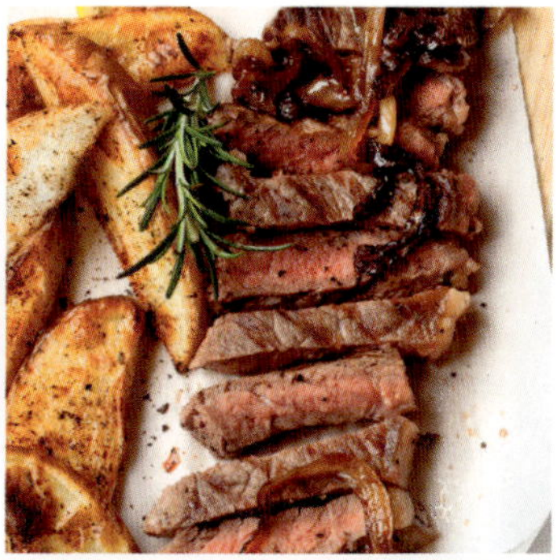
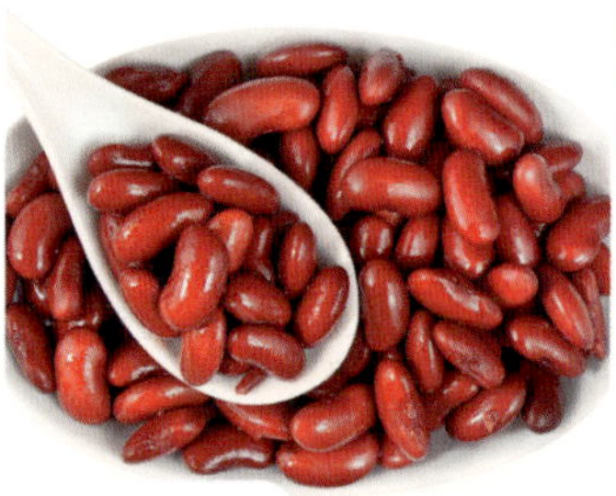
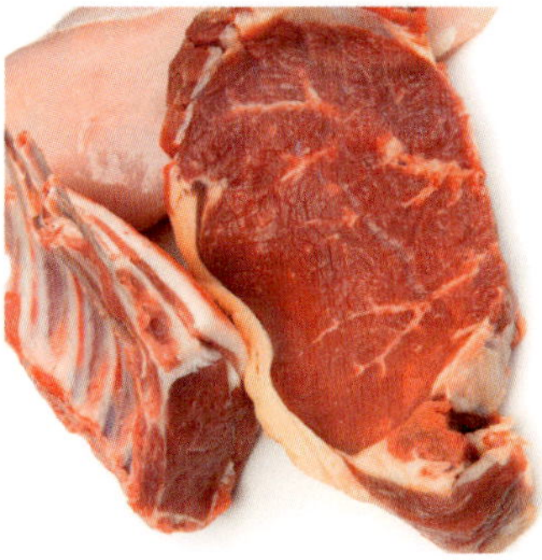
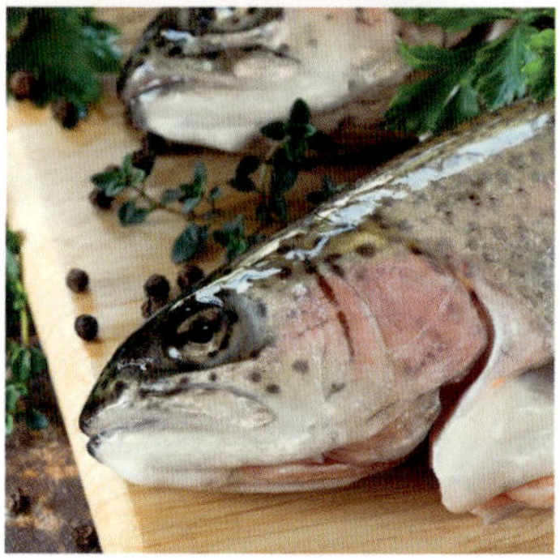
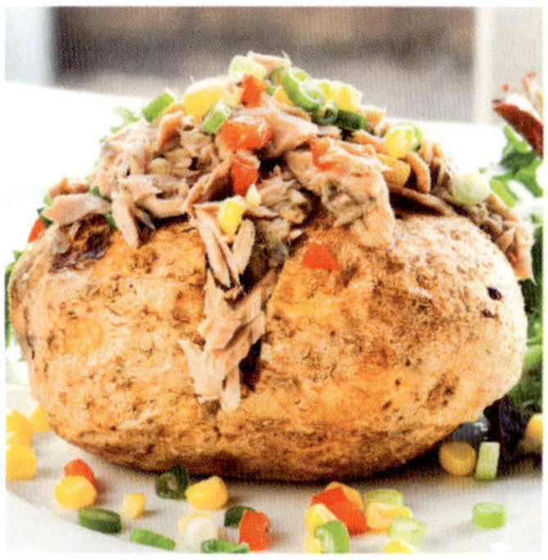
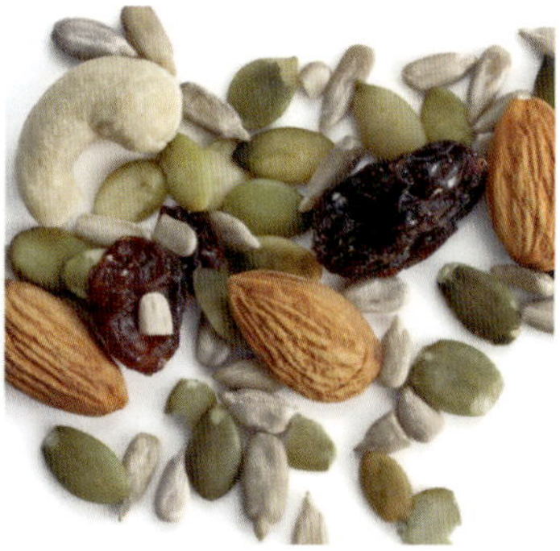
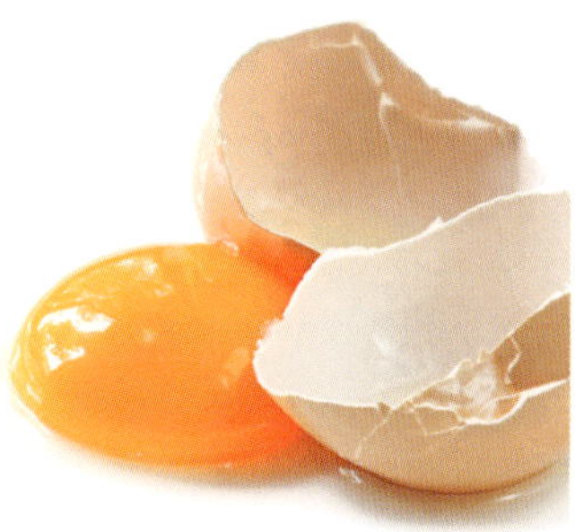

Soja ist an sich eine gute Eiweißquelle, es enthält im Wesentlichen alle essenziellen Aminosäuren – allerdings auch den Mineralienräuber Phytinsäure (siehe Getreide). Indem man fermentiertes Soja verwendet, also zum Beispiel Tempeh, kann man diesem Räuber jedoch entkommen: Durch den Fermentationsprozess wird der Gehalt an Phytinsäure signifikant verringert, und die Nährstoffe können vom Organismus gut aufgenommen werden. Fermentiertes Soja ist ein uneingeschränkt gesundes Nahrungsmittel, sofern es sich nicht um ein genmanipuliertes Produkt handelt.

Entgegen vielen Behauptungen ist ein Mangel an Aminosäuren nicht ungewöhnlich. Das zeigt schon die Fülle an wissenschaftlicher Literatur, die die Folgen eines solchen Mangels und den Nutzen einer gezielten Zufuhr aufzeigt. Einer der Gründe dafür könnte die große Menge an »Magenschutzpräparaten« sein, die teilweise recht unkritisch eingenommen werden. Die Aufspaltung der Proteine in Aminosäuren passiert zum Großteil im Magen, unbedingt notwendig dafür ist ausreichend Salzsäure. Viele Untersuchungen belegen allerdings, dass gerade ältere Leute sehr häufig zu wenig Magensäure haben – und die Eiweißverdauung demnach bereits eingeschränkt ist. Das ist prekär, da eine Unterversorgung mit Aminosäuren zu einem Muskelabbau mit all seinen gefürchteten Folgeerscheinungen wie Gebrechlichkeit und gehäuften Stürzen führt.

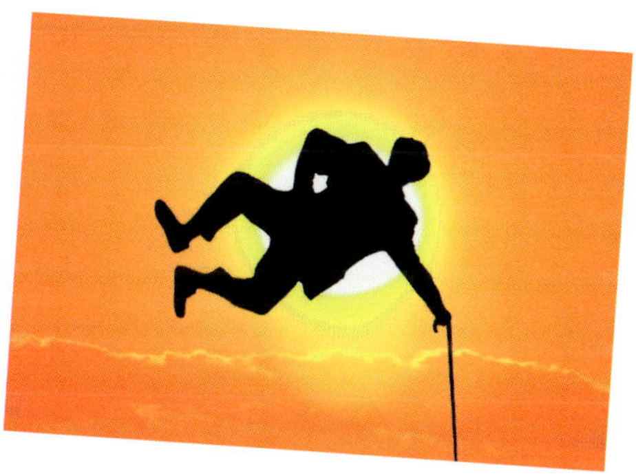

INTERMITTIERENDES FASTEN – DAS GENIALE ANTI-AGING-KONZEPT

Kalorienrestriktion bzw. intermittierendes Fasten sind zwei wissenschaftlich bestens erforschte Maßnahmen. Bei der Kalorienrestriktion nimmt man weniger Kalorien zu sich, als man verbraucht. Konkret bedeutet das für Frauen weniger als 1800 Kilokalorien pro Tag, bei Männern weniger als 2200. Diese Werte sind ganz grobe Richtwerte, da sie je nach Bewegung und Ausgangskörpergewicht differieren.

Sehr sinnvoll ist es, zwischen den Hauptmahlzeiten nichts zu essen, also Zwischenmahlzeiten nach Möglichkeit auszulassen – das bringt wenigstens einige Stunden »Insulinpause«. Für dieses intermittierende Fasten gibt es mehrere Möglichkeiten. Man kann zum Beispiel sanft beginnen, indem man das Abendessen etwas vorverlegt und das Frühstück später einnimmt. Als nächsten Schritt lässt man eine dieser beiden Mahlzeiten weg.

Ideal ist es, wenn einmal am Tag zwischen zwei Mahlzeiten eine Zeitspanne von 16 bis 18 Stunden liegt. Wenn man also zum Beispiel das Abendessen um 19 Uhr einnimmt und dann am nächsten Tag das Mittagessen erst um 13 Uhr. Aber letztlich ist es egal, wann man diese Essenspause einlegt, man kann sie durchaus an seinen persönlichen Rhythmus und Lebensstil anpassen. Auch ein bis zwei Fasttage pro Woche bringen viel.

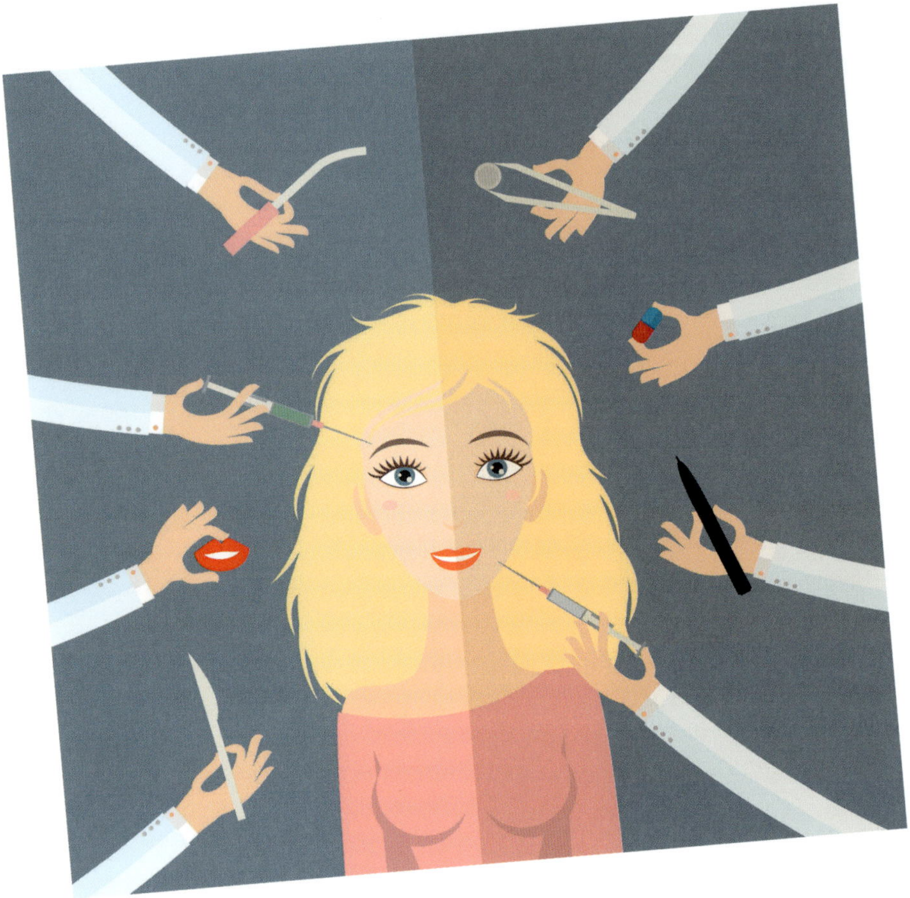

Es gibt eine Menge Literatur, die besagt, dass man eine Insulinresistenz mit allen ihren negativen Folgen in kurzer Zeit rückgängig machen kann – alleine durch diese Maßnahmen, gepaart mit einer Kohlenhydrat-Einschränkung, der Einnahme einiger sinnvoller Nahrungsergänzungen und gezielter Bewegung. Das ist doch letztlich ein sehr guter Handel, denn so besteht die Chance, das Risiko für Alzheimer, Diabetes, Krebs und Gefäßprobleme wie Schlaganfall und Herzinfarkt massiv zu verringern. Und das sollte uns doch wahrlich viel wert sein!

BIO – GESCHÄFTEMACHEREI ODER WIRKLICH SINNVOLL?

Zum Abschluss sei noch ein ultimatives Argument für biologische Lebensmittel angebracht: Nitrate, Nitrite und Nitrosamine kommen in unserer Nahrung sehr häufig vor. Nitrate sind zu einem großen Teil in Düngern und in der Folge natürlich in den entsprechend gedüngten Nahrungsmitteln enthalten. Sie werden im Organismus sehr leicht in Nitrite umgewandelt. Nitrite finden sich unter anderem auch im Pökelsalz. Dieses wird für die Herstellung von fast allen Wurstwaren verwendet, aber auch, um Fleisch haltbarer zu machen und ihm eine schöne Farbe zu verleihen. Es gibt dringende Hinweise darauf, dass Nitrite Fettleber, Diabetes, Krebs und Alzheimer begünstigen. Ein gewisser Schutz dagegen ist es, regionales, saisonales Biogemüse zu verwenden, kein gepökeltes Fleisch zu grillen oder zu braten bzw. den Genuss von Pökelfleisch und Wurst überhaupt in Grenzen zu halten.

DIE RICHTIGE ERNÄHRUNG BRINGT'S

Die wissenschaftlich untermauerte Botschaft lautet: Wir müssen die Entzündungsreaktion eindämmen. Wir müssen den oxidativen Stress minimieren. Unsere Ernährung kann dazu entscheidend beitragen. So einfach ist es!

Jetzt aber genug mit den Verboten. Im Kapitel »Hirndünger« finden Sie eine Übersicht über die empfehlenswerten Lebensmittel und jene Zusatzstoffe, die Ihr Gehirn bestmöglich unterstützen.

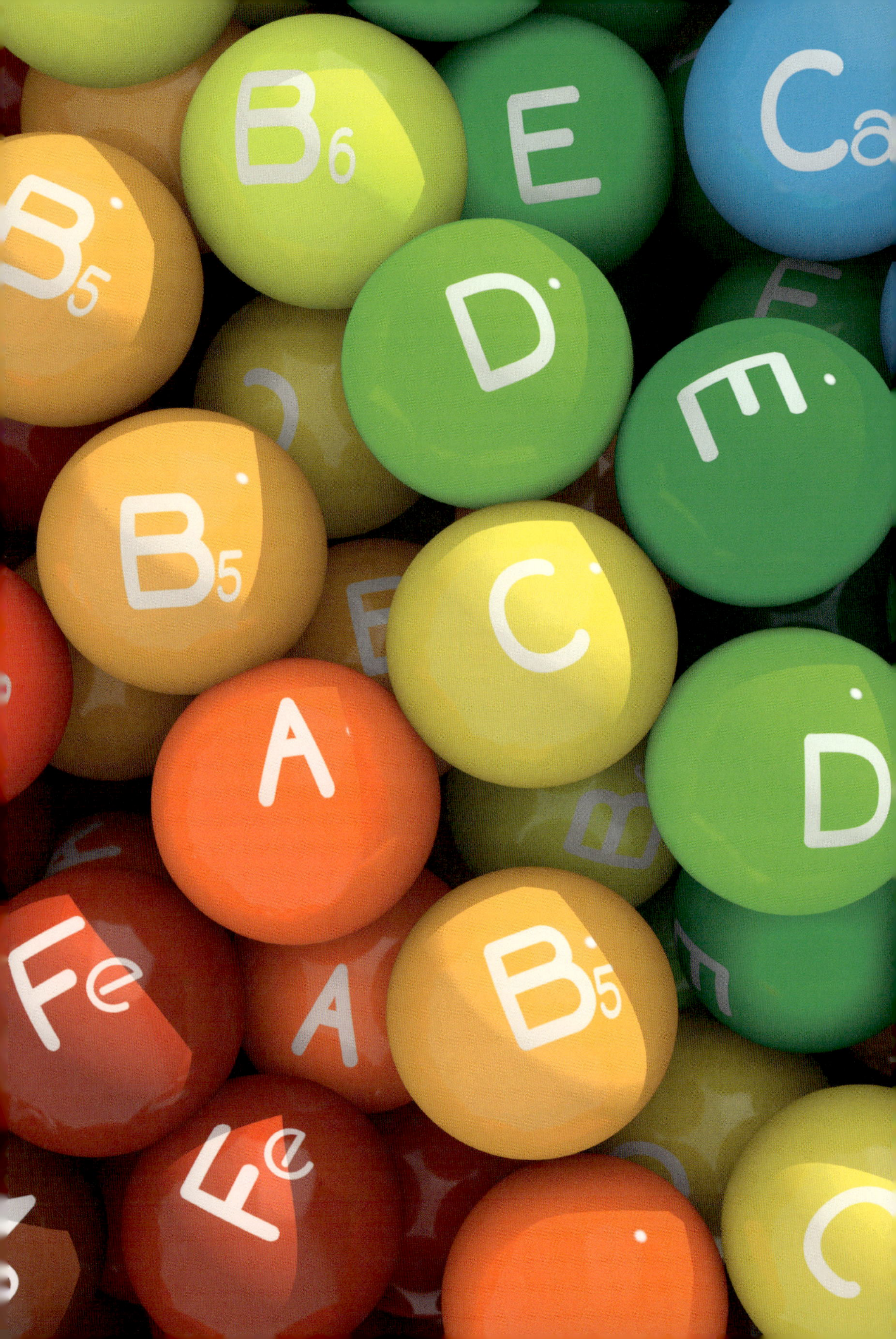
B6
E
Ca
B5
D
E
B5
C
A
D
Fe
A
B5
Fe
C

Hirndünger und andere nützliche Substanzen

Worauf kommt es an? Wie können wir unserem Gehirn Gutes tun? Wie können wir es unterstützen? Dass Nahrung ein ganz wichtiger Mosaikstein ist, wissen wir bereits. Aber gibt es noch etwas, womit wir auf einfache Weise etwas zu einem gesunden, leistungsfähigen Gehirn beitragen können?

Ja, das gibt es: Nahrungsergänzungsmittel. Sie tun genau das, was ihr Name sagt, sie ergänzen unsere Nahrung, nicht mehr und nicht weniger. Zugegebenermaßen gibt es auf diesem Gebiet viel Wildwuchs und Unfug, und wenn man allen Ratschlägen folgt, kommt man auf eine unglaubliche Anzahl an Pülverchen, Kapseln und Tabletten. Wir wollen Ihnen deshalb hier Orientierung geben und wirklich hilfreiche Ergänzungs- und Nahrungsmittel auflisten – ohne Anspruch auf Vollständigkeit. Alle diese Stoffe wurden wissenschaftlich untersucht, ihre Wirkung ist belegt.

Dennoch sollten Sie vor der Einnahme mit Ihrem behandelnden Arzt bzw. Ihrer Ärztin oder Ihrem Heilpraktiker bzw. Ihrer Heilpraktikerin Rücksprache halten. Er oder sie kennt Ihre ganz persönliche Situation am besten und kann Sie daher am besten beraten.

SIND NAHRUNGSERGÄNZUNGSMITTEL WIRKLICH NOTWENDIG?

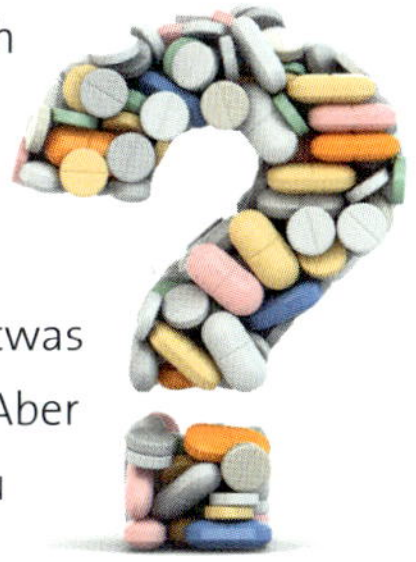

Die Frage, ob es denn wirklich notwendig sei, Nahrungsergänzungsmittel einzunehmen, wo wir doch heute keinen Mangel leiden, lässt sich sehr einfach beantworten: Nein, es ist nicht notwendig. Zumindest in unseren Breiten verhungert niemand, ausgeprägte Mangelkrankheiten wie Skorbut oder Beriberi gibt es nicht.

Unser Organismus kann unheimlich viel kompensieren, sollte irgendetwas unrund laufen. Auch das ist Teil des Wunders unserer 100 Billionen Zellen. Aber was spricht dagegen, unseren Körper bei seinen vielfältigen Aufgaben zu unterstützen?

Unserem Gehirn können hauptsächlich drei Dinge gefährlich werden:

- Oxidation (das biochemische Wort für rosten),
- Entzündung (die stille …),
- Vergiftung.

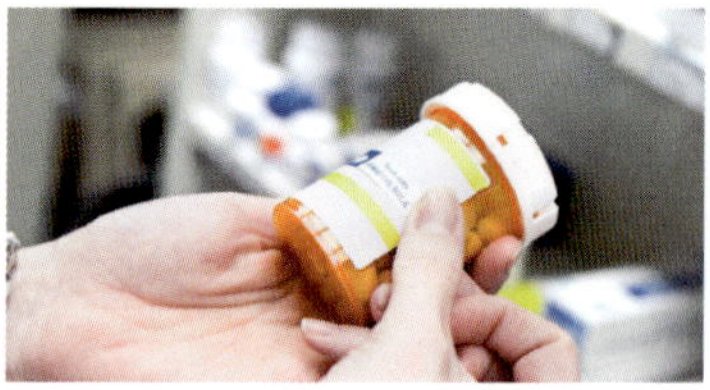

Zum Glück gibt es Antioxidanzien, antientzündliche und entgiftende Substanzen.

Omega-3-Fettsäuren

Bei den Omega-3-Fettsäuren handelt es sich um essenzielle Fettsäuren. Das bedeutet, dass sie mit der Nahrung zugeführt werden müssen, da der Körper sie nicht selbst herstellen kann. Die Fette sind mehrfach ungesättigt und reagieren deshalb sehr leicht mit allem, was in ihre Nähe kommt – zum Beispiel in der industriellen Lebensmittelverarbeitung oder auch aber beim Erhitzen zu Hause. Ein Mangel an Omega-3-Fettsäuren tritt häufig auf, hier ist eine Großbaustelle hinsichtlich unserer Ernährung zu lokalisieren.

Warum sind Omega-3-Fettsäuren so wichtig?

- Sie sind essenzielle Bestandteile der Nervenmembranen und daher für die Weiterleitung von Signalen unerlässlich.
- Sie wirken antientzündlich, schützen deshalb die Blutgefäße, senken das Risiko für Herzinfarkt und Schlaganfall signifikant und wirken schmerzstillend. Darüber hinaus sorgen sie auch für einen ausgeglichenen Blutzuckerhaushalt.
- Im Gehirn sind sie in sehr hoher Konzentration vorhanden und auch besonders wichtig – für die Hirnleistung im Allgemeinen und für das Erinnerungsvermögen im Besonderen.
- Wissenschaftlich nachgewiesen ist auch, dass insbesondere in der Schwangerschaft eine gute Versorgung mit Omega-3-Fettsäuren von großer Bedeutung ist. Kinder, deren Mütter in der Schwangerschaft zu wenig davon zu sich genommen haben, weisen signifikant öfter Störungen des Nervensystems auf – bis hin zu geringerer Intelligenz und Augenproblemen.
- Last but not least: Sie unterstützen auch bei Depressionen.

Hauptquellen für Omega-3-Fettsäuren sind fette Kaltwasserfische wie Hering, Makrele, Lachs, Thunfisch und Sardine. Pflanzliche Ressourcen sind vor allem Leinöl, Hanföl, Walnüsse, Kürbiskerne, Algen und Chia-Samen. In Pflanzen kommen Omega-3-Fettsäuren als Alpha-Linolen-Säure (ALA) vor. Diese muss vom Körper in EPA und DHA umgewandelt werden (die Abkürzungen sind mittlerweile allgemein üblich, daher seien Ihnen hier die ungekürzten Bezeichnungen erspart). Es bedarf jedoch relativ hoher Mengen an ALA, um ausreichend DHA und EPA bilden zu können: Man muss schon mindestens zehn Gramm, also einen großen Esslöffel Leinöl pro Tag konsumieren, um den Tagesbedarf von je 400 Milligramm decken zu können. Besonders ineffizient sind die Umwandlungsraten, wenn – relativ betrachtet – zu viele Omega-6-Fettsäuren zugeführt werden. Das ist bei unserer heutigen Ernährungsweise fast immer der Fall. 100 Gramm Kaltwasserfisch enthalten hingegen bereits jeweils 150 bis 200 Milligramm DHA und EPA (DHA ist extrem wichtig und fast ausschließlich in Fischöl in ausreichenden Mengen enthalten). Neuerdings gibt es aber auch Algenpräparate als Basis für DHA, wobei die Industrie – leider – an der Entwicklung von genmodifizierten Produkten dieser Art arbeitet.

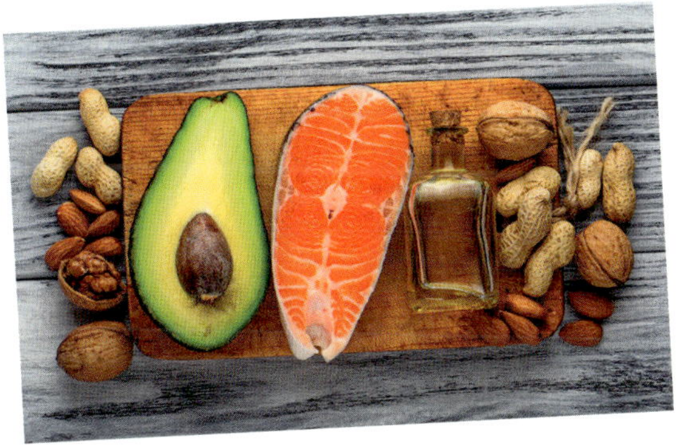

Übrigens: Die europäische Behörde für Lebensmittel-Sicherheit, EFSA, die sehr streng darauf achtet, dass gerade bei Nahrungsergänzungsmitteln keine falschen Gesundheitsversprechen abgegeben werden, erlaubt folgende Aussagen: DHA trägt in einer Dosierung von 250 Milligramm pro Tag zur Erhaltung einer normalen Gehirnfunktion und zur Erhaltung der normalen Sehkraft bei. 250 Milligramm DHA und EPA tragen zur Erhaltung einer normalen Herzfunktion bei.

Als Nahrungsergänzung sind ein bis drei Gramm Omega-3-Fettsäuren pro Tag sinnvoll. Bei entsprechenden Indikationen kann diese Dosis nach Rücksprache mit Ihrem Arzt aber auch erhöht werden.

Eine Studie hat ergeben:
Isst man zweimal pro Woche fetten Fisch, reduziert man das Risiko, an Demenz zu erkranken, um 21 Prozent. Das Risiko, an Alzheimer zu erkranken, nimmt dann sogar um 41 Prozent ab.

Omega-6-Fettsäuren

Auch Omega-6-Fettsäuren sind essenziell, sie müssen mit der Nahrung zugeführt werden. Bei unseren heutigen Ernährungsgewohnheiten ist es aber einfacher, genug Omega 6 zu sich zu nehmen als genug Omega 3. Die meisten Pflanzenöle sind Omega-6-lastig, wie zum Beispiel Sonnenblumen-, Sesam- oder Distelöl.

Sehr wichtig ist auf jeden Fall das Verhältnis von Omega 6 zu Omega 3: Im Idealfall beträgt es eins zu eins. Tolerabel ist ein Verhältnis bis drei zu eins, manche Quellen sagen auch bis fünf zu eins. Die Realität sieht aber leider anders aus: Ein Verhältnis von 20 zu eins oder gar 30 zu eins ist keine Seltenheit. In großen Mengen enthalten Omega-6-Fettsäuren jedoch entzündungsfördernde Substanzen – was ja in bestimmten akuten Situationen durchaus sinnvoll sein kann. Wie so oft im Leben kommt es aber auch hier auf die richtige Mischung an. Entscheidend ist der Gehalt an GLA, das vor allem in Borretsch- und Nachtkerzenöl in konzentrierter Form enthalten ist. Auch in Fleisch sind Omega-6-Fettsäuren enthalten. Ihre Güte hängt jedoch sehr stark davon ab, ob die geschlachteten Tiere aus Weidehaltung stammen oder mit Mais und Getreide gefüttert wurden. Der Bedarf an GLA beträgt 100 Milligramm pro Tag.

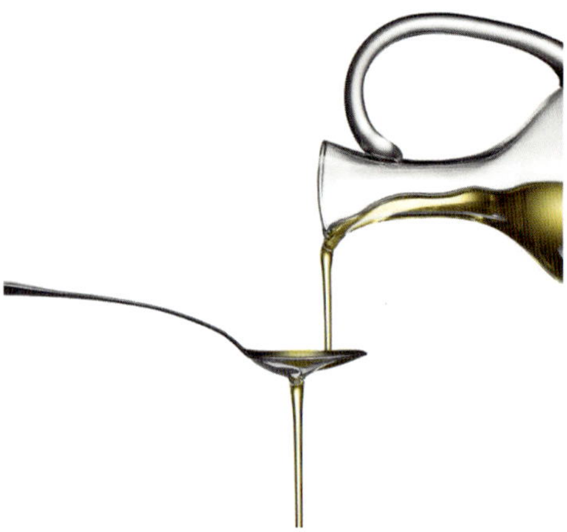

Omega-9-Fettsäuren

Sie sind zwar nicht essenziell, weil sie der Körper selbst synthetisieren kann, ihr großer gesundheitlicher Nutzen konnte jedoch in vielen Untersuchungen nachgewiesen werden. Hier gibt es auch kein Problem mit exotischen Namen: Der prominenteste Vertreter dieser Fettsäuren ist die Ölsäure. Hauptquelle ist das Olivenöl, das neben besagter Ölsäure auch noch viele antioxidative Polyphenole enthält. Außerdem enthält es kaum Omega 6, sodass es für eine ausgewogene Zufuhr von Fetten sorgt.

Omega-9-Fettsäuren sind entzündungshemmend, haben positive Auswirkung auf kognitive Funktionen und auf das Herz-Kreislauf-System und reduzieren das Risiko für Diabetes und Darmkrebs.

Gesättigte Fette

Sehr lange galten gesättigte Fette als überaus schädlich. Das Dogma hieß: Die Zufuhr dieser Fette führt geradewegs zu einem erhöhten Cholesterinspiegel und damit zu Gefäßkrankheiten. Erst im Jahr 2012 geriet diese unumstößlich scheinende wissenschaftliche Erkenntnis etwas ins Wanken. Da wurde nämlich in einer sogenannten Review-Studie festgestellt, dass keine einzige der großen Studien einen gesicherten Zusammenhang zwischen gesättigten Fetten und Herz-Kreislauf-Erkrankungen belegen konnte. In einer Review-Studie werden viele Studien, die sich mit einem bestimmten Thema beschäftigen, objektiv begutachtet und hinsichtlich ihrer Auswertungen und Schlussfolgerungen überprüft.

Ein derzeit zu Recht sehr prominenter Vertreter der gesättigten Fette ist das native Kokosöl. Es gibt Hinweise, dass es die Insulinresistenz verbessern kann und Ketonkörper bildet, die eine hilfreiche Hirnnahrung darstellen. Außerdem enthält Kokosöl viele mittelkettige Triglyceride und stellt somit eine effektive Energieressource dar. Das ist zum Beispiel für Sportler sehr interessant und kann einen sinnvollen Ersatz für die herkömmlichen »Nudelpartys« darstellen oder als wertvolle Ergänzung dazu dienen.

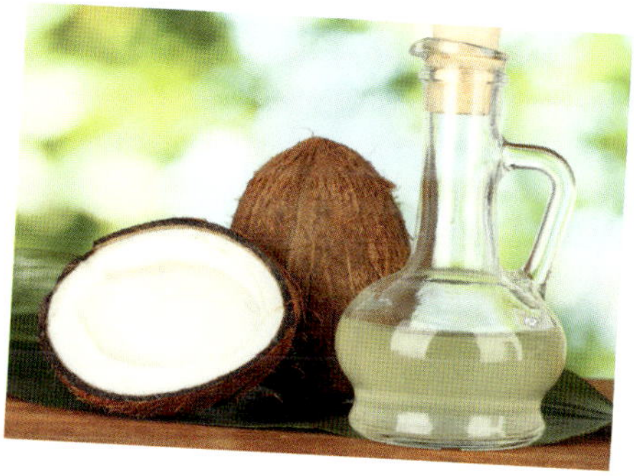

Proteine bzw. Aminosäuren

Aminosäuren bzw. die daraus aufgebauten Proteine sind in unserem Zusammenhang von eminenter Bedeutung – vor allem als Bausteine der Botenstoffe im Gehirn, der sogenannten Neurotransmitter. Sie sind aber auch als Ausgangssubstanzen für Glutathion, das Haupt-Antioxidans unseres Organismus wichtig.

Tryptophan

Die essenzielle Aminosäure Tryptophan spielt unter anderem als Vorstufe des Botenstoffes Serotonin eine wichtige Rolle. 90 Prozent des Serotonins befinden sich überraschenderweise in speziellen Darmzellen und nicht im Gehirn. Es ist an den Darmbewegungen beteiligt, der Peristaltik. Seinen großen Auftritt hat Serotonin aber dennoch im Gehirn, wo es als Botenstoff Appetit, Schlaf, Stimmung, aber auch kognitive Fähigkeiten, Erinnerungs- und Lernvermögen steuert.

Bei Depressionen besteht oft ein Serotoninmangel. Die meisten Antidepressiva setzen deshalb auf diesen Botenstoff und versuchen, den Synapsen mehr davon zur Verfügung zu stellen. Die Nützlichkeit von Tryptophan als Neurotransmitter wurde zum Beispiel an der Universität Oxford untersucht. Versuchspersonen erhielten eine ausgewogene Ernährung – aber ohne Tryptophan. Ziemlich bald führte das zum Auftreten von Depressionen. Nachdem die Studienteilnehmer allerdings dieselbe

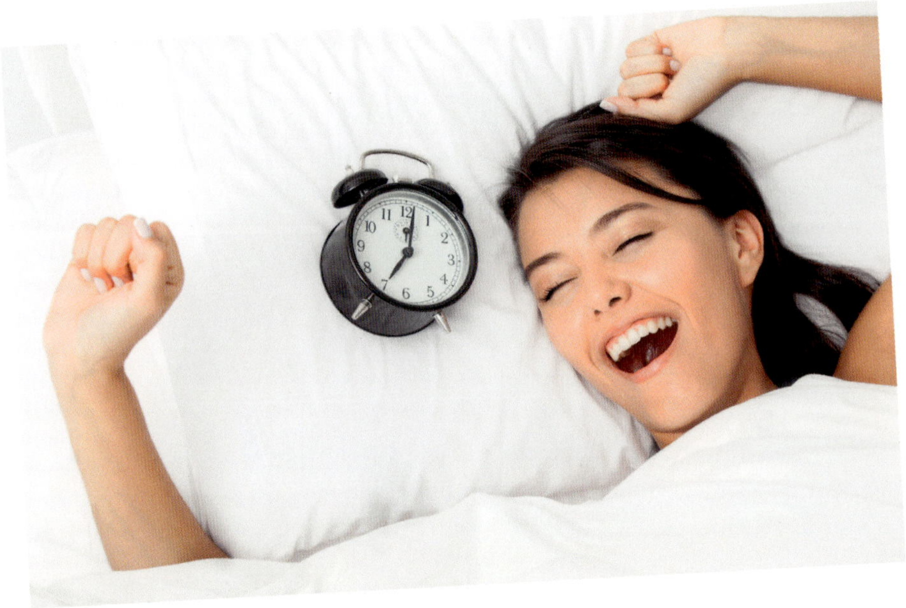

Nahrung mit Tryptophan bekommen hatten, ging es ihnen rasch wieder besser. Als Vorstufe von Melatonin ist Tryptophan auch für den Tag-Nacht-Rhythmus und damit für einen guten Schlaf verantwortlich.

Ein Gramm Tryptophan pro Tag ist eine gute Dosierung, es ist in Fisch, Truthahn, Huhn, Bohnen, Käse, Tofu und Eiern enthalten. Geringe Mengen an Kohlenhydraten fördern die Aufnahme von Tryptophan. Zusammen mit antidepressiven Medikamenten sollte man es nur unter ärztlicher Aufsicht einnehmen.

Phenylalanin, Tyrosin

Die essenzielle Aminosäure Phenylalanin ist die Vorstufe der nicht essenziellen Aminosäure Tyrosin. Tyrosin wiederum ist die Vorstufe von Dopamin, Adrenalin und Noradrenalin. Das gibt schon einen deutlichen Hinweis darauf, dass diese Aminosäuren bei Stress von großer Bedeutung sind. Dementsprechend gibt es auch Untersuchungen, die aufzeigen, dass der Bedarf des Gehirns an Phenylalanin bzw. Tyrosin in Zeiten hoher Stressbelastung massiv ansteigt. Ist die Versorgung gut, kann man mit Stress viel besser umgehen und verfügt über ein besseres Konzentrationsvermögen. Untersuchungen an Soldaten zeigten, dass diese ihr Training mental und körperlich besser bewältigen konnten, wenn sie ausreichend mit Tyrosin versorgt waren.

Laut einer deutschen Studie haben 200 Milligramm Phenylalanin täglich die gleiche Wirkung wie ein Antidepressivum. Ein Zuviel allerdings führt zu Unausgeglichenheit und Stimmungsschwankungen. Phenylalanin ist in Lachs, getrockneten Erbsen, Soja und hellem Fleisch in größeren Mengen enthalten. Der Bedarf als essenzielle Aminosäure liegt bei 15 Milligramm pro Kilogramm Körpergewicht, als Nahrungsergänzung sind 750 bis 1000 Milligramm pro Tag optimal.

Glutamin

Die in vielen Studien gut untersuchte, nicht essenzielle Aminosäure kann bei schweren Krankheiten, zum Beispiel bei schweren Verbrennungen, essenziell werden. Glutamin steht auch als Glutaminsäure zur Verfügung. Dieser beschleunigende Gehirnbotenstoff wird manchmal auch als Glutamat bezeichnet – was leider zu einer ziemlichen Begriffsverwirrung führen kann: Normalerweise kennen wir Glutamat ja als Begriff für einen Geschmacksverstärker. Wobei der Geschmacksverstärker eigentlich Mono-Natrium-Glutamat heißt, also ein Salz ist.

Mono-Natrium-Glutamat

Der bekannte Geschmacksverstärker kommt in industriell hergestellter Nahrung wie zum Beispiel in Fertigsaucen, Chips oder Suppenwürfeln vor und wird gerne mit dem Essen in Chinarestaurants in Verbindung gebracht. Einige Untersuchungen bescheinigen ihm Harmlosigkeit, andere schließen einen Zusammenhang mit Krankheiten des Nervensystems nicht aus. Bei empfindlichen Personen führt Mono-Natrium-Glutamat zu Kribbeln, trockenem Mund, Herzklopfen, Kopfschmerzen und Übelkeit. Bei der Aufnahme von hohen Dosen werden auch Stimmungsschwankungen, Depressionen und Konzentrationsstörungen beschrieben. Menschen, die empfindlich reagieren, sollten entsprechende Nahrungsmittel in jedem Fall meiden, auch und gerade Kinder sind mit natürlichen Lebensmitteln ohne Natrium-Glutamat sicherlich besser bedient.

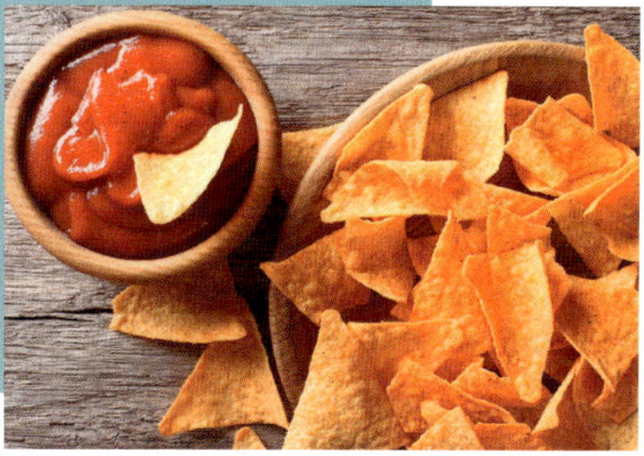

Glutamin ist als Botenstoff im Gehirn wichtig, aber auch die Vorstufe für GABA (siehe Seite 52). Es kann direkt als Hirnnahrung dienen und andererseits auch die

Darmschleimhaut schützen – was indirekt Auswirkungen auf das Gehirn hat, da ein gut funktionierender Darm einen wesentlichen Beitrag zu einem gut funktionierenden Gehirn leistet.

Glutamin kommt in Fleisch, Fisch, Bohnen und Käse gehäuft vor, als Nahrungsergänzung ist die Einnahme von fünf bis zehn Gramm pro Tag sinnvoll.

Glutathion besteht aus den Aminosäuren Glutamin, Cystein und Glycin. Es ist eines der wichtigsten Antioxidanzien im Organismus und spielt auch eine sehr wichtige Rolle bei der Entgiftung. Einerseits kann es selbst Toxine binden, auf der anderen Seite bildet es ein Enzym, das Toxine wasserlöslich und damit leichter entsorgbar macht.

GABA

Der hemmende und damit beruhigende Hirnbotenstoff kann bei der Stressbewältigung und bei Schlafstörungen gute Dienste leisten. Der Körper stellt dieses tolle natürliche Beruhigungsmittel selbst aus Glutamin her. Es führt zu keiner Gewöhnung und ist bereits bei Tagesdosen von 1,5 Gramm sehr gut wirksam.

Taurin

Auch diese Aminosäure wirkt entspannend und allgemein beruhigend, vor allem hat sie eine rhythmisierende Wirkung auf das Herz. Nichtsdestotrotz hat Taurin den Ruf, ein Stimulans zu sein, vermutlich, weil es oft in Energydrinks enthalten ist – wohl um die Nebenwirkungen relativ hoher Koffeindosen abzufedern. Taurin ist auch ein gutes Antoxidans, kann also freie Radikale abfangen. Es ist natürlicherweise in Fleisch, Fisch und Milchprodukten enthalten. Die optimale Dosierung beträgt bis zu ein Gramm pro Tag.

Galaktose

Dieser Teil des Milchzuckers wird auch von Menschen mit Laktoseintoleranz gut vertragen. Er bietet eine wunderbare Möglichkeit, das Gehirn mit Zucker zu versorgen, ohne dass dafür Insulin benötigt wird. Das ist wieder einmal bei Insulinresistenz sehr wichtig, da ja dabei die Zellen trotz höherer Blutzuckerspiegel nicht ausreichend versorgt werden. Im Gehirn führt das nachgewiesenermaßen zu einer schlechteren Gedächtnisleistung, und Galaktose bietet die Gelegenheit, eine sehr gute Versorgung ohne Mitwirkung von Insulin sicherzustellen. Die Dosierung sollte fünf bis zehn Gramm pro Tag betragen.

Ribose

Der Energiebereitsteller schlechthin ist ein Zucker, der kein Insulin zu seiner Verwertung benötigt und den Mitochondrien direkt als Ressource dient. Fünf bis zehn Gramm Ribose täglich sind empfehlenswert.

Homocystein

Das Zwischenprodukt Homocystein entsteht bei der Verstoffwechselung der essenziellen Aminosäure Methionin. Normalerweise ist es sehr kurzlebig und wird sofort weiterverarbeitet, in der Regel zur nicht essenziellen Aminosäure Cystein. Wenn dies nicht möglich ist, bleibt Homocystein länger bestehen und ist dann ein Risikofaktor für Herz-Kreislauf-Erkrankungen mit all den fatalen Folgen wie Herzinfarkt und Schlaganfall, aber auch für degenerative Erkrankungen des Gehirns. Viele Untersuchungen geben deutliche Hinweise auf den Zusammenhang zwischen Alzheimer und Homocystein. Man kann es auf eine kurze Formal bringen: Je höher das Homocystein, desto höher das Risiko für Alzheimer, Herzinfarkt, Schlaganfall und Krebs. Grund für die Abbaublockade ist ein Mangel an Vitamin B_6, B_{12} und Folsäure. Diese drei Vitamine sind auch essenziell für eine Balance der Nervenbotenstoffe. Man sollte bei erhöhtem Homocystein mit einer Dosis supplementieren, die deutlich über der empfohlenen Tagesdosis liegt und mindestens 400 Mikrogramm Folsäure, zehn Mikrogramm B_{12} und 20 Milligramm B_6 zu sich nehmen.

B-Vitamine

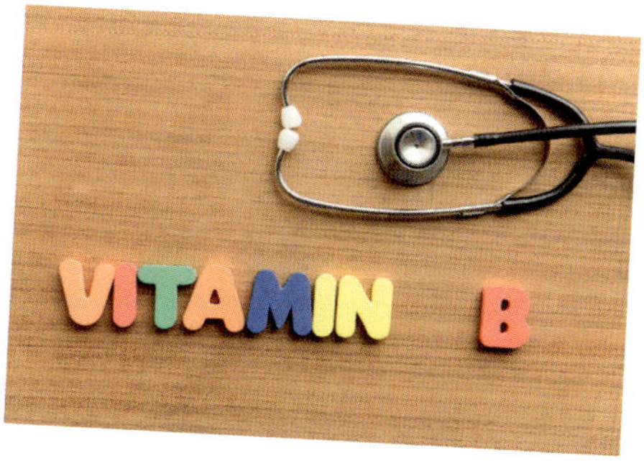

Mangelzustände betreffen selten ein einziges B-Vitamin, sondern meistens die ganze Gruppe (die einzige Ausnahme bildet hier das Vitamin B_{12}). Sowohl in der deutschen als auch in der österreichischen Verzehrsstudie wurde festgestellt, dass ein Vitamin-B-Mangel sehr häufig ist. Eine der Hauptursachen dafür ist vermutlich der hohe Zuckerkonsum. Durch die ständige Zufuhr von zuckerhaltigen Lebensmitteln braucht unser Organismus nämlich vermehrt B-Vitamine. Jedes B-Vitamin hat sein spezielles Wirkungsprofil.

B_1, Thiamin,
ist vor allem für den Kohlenhydratstoffwechsel von Nerven und Gehirn wichtig. Bei Störungen des Kohlenhydratstoffwechsels (Diabetes, Insulinresistenz) liegt sehr häufig ein B_1-Defizit vor, da dann der Bedarf an diesem Vitamin erhöht ist. Sehr deutlich zeigt sich das in der letzten österreichischen Verzehrsstudie. Ein Mangel an Thiamin äußert sich in Müdigkeit und Konzentrationsstörungen. Enthalten ist das Vitamin in Fleisch, Hülsenfrüchten und Getreide. Der Tagesbedarf beträgt zwei Milligramm, bei kohlenhydrathaltiger Ernährung auch deutlich mehr.

B_2, Riboflavin,
ist an sehr vielen Stoffwechselvorgängen als wichtiges Coenzym beteiligt. Enthalten ist es in Fleisch, Fisch, Eiern, Nüssen, Pilzen und Milchprodukten. Folge eines B_2-Mangels ist vor allem eine trockene, rissige Haut. Der Tagesbedarf beträgt etwa zwei Milligramm.

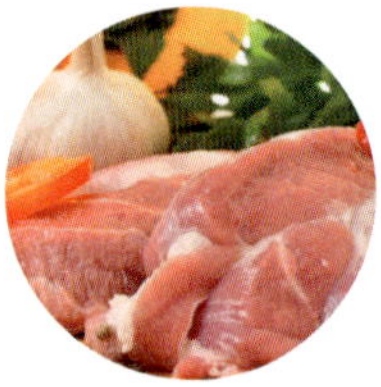
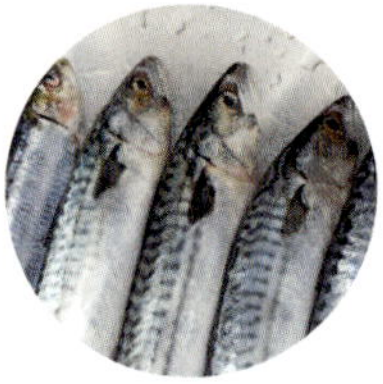
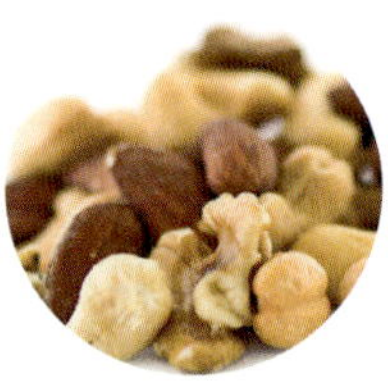
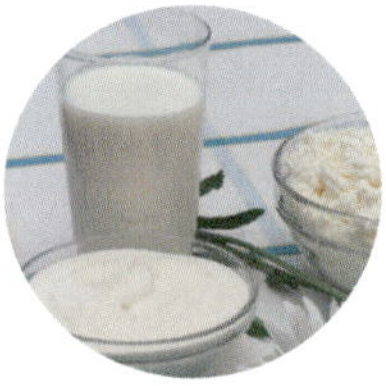

B_3, Niacin,
ist eng mit geistiger Gesundheit verbunden, besonders wichtig ist es für das Erinnerungsvermögen. Es wirkt merkbar gefäßerweiternd, wenn man höhere Dosen einnimmt, kann es zu einer vorübergehenden Gesichtsrötung kommen. Enthalten ist Niacin in Fleisch, Fisch, Geflügel und Eiern. Die empfohlene Zufuhr liegt bei circa 15 Milligramm täglich.

B_5, Pantothensäure,
ist am Aufbau des Coenzyms A beteiligt, das wiederum an der Energiegewinnung aus Fetten und Kohlenhydraten beteiligt ist. B_5 wird auch für den Aufbau der Stresshormone und des Nervenbotenstoffs Acetylcholin benötigt und spielt daher für das Erinnerungsvermögen eine Rolle. Das Vitamin kommt in Avocados, Eiern, Nüssen, Obst, Gemüse, Milch und Getreide vor. Die empfohlene Zufuhr liegt bei circa zehn Milligramm pro Tag.

B_6, Pyridoxin,
ist vor allem für den Protein- bzw. Aminosäurestoffwechsel unerlässlich. Daher ist es auch für den Aufbau diverser Nervenbotenstoffe wie Serotonin wichtig. Ein B_6-Mangel kann zu Depressionen führen. Bei Stress ist der Bedarf an diesem Vitamin besonders hoch. Es kommt vermehrt in Fisch, Milchprodukten, Gemüse und Soja vor und ist einer der drei Homocystein-Bekämpfer. Der Tagesbedarf beträgt circa zwei Milligramm.

B_9, Folsäure,
spielt eine wichtige Rolle bei Wachstum und Entwicklung und ist für den Gehirnstoffwechsel von Bedeutung. Ein B_9-Mangel in der Schwangerschaft kann deletäre Folgen für das Kind haben. Auch die Spermienqualität leidet unter einem Folsäuremangel. Bei Kinderwunsch sollten also beide Partner auf eine ausreichende Versorgung mit diesem Vitamin achten. Eine Unterversorgung mit B_9 ist häufig und kann auch bei Gehirnproblemen aller Art eine große Rolle spielen. Das Vitamin kommt in Leber, Eigelb und grünem Gemüse vor und ist ein Mitstreiter im Kampf gegen Homocystein. Eine Zufuhr von circa 200 Mikrogramm täglich ist ausreichend.

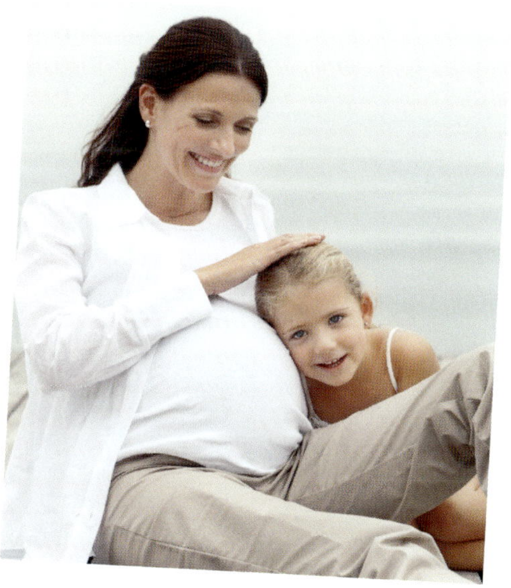

B_{12}, Cobalamin,
ist unerlässlich für das gute Funktionieren von Gehirn und Nervensystem und für die Bildung der roten Blutkörperchen. Das Vitamin ist der Dritte im Bunde der Homocystein-Bekämpfer. In diversen wissenschaftlichen Untersuchungen konnte bewiesen werden, dass ein B_{12}-Mangel zu verstärktem Abbau von Hirngewebe mit den entsprechenden kognitiven Einschränkungen führt. B_{12} kommt in Fleisch, Milch, Eiern und verschiedenen Algen (für Veganer eine Möglichkeit der Versorgung) vor, wobei ein Mangel auch durch Magenprobleme entstehen kann. Strenge Veganer sollten ihren B_{12}-Haushalt besonders im Blick haben. Supplementiert wird am besten mit Präparaten, die unter die Zunge gelegt werden, da das Vitamin so gut aufgenommen werden kann. Achten Sie auf die Art des Cobalamins: Methyl- oder Hydroxy-Cobalamin ist dem gängigen Cyan-Cobalamin vorzuziehen. Der Tagesbedarf beträgt circa fünf Mikrogramm.

Mitochondrien, oxidativer Stress, freie Radikale

Jede einzelne Zelle unseres Körpers ist funktional gesehen ein Lebewesen für sich. Sie hat Atmung und Verdauung und kann Stoffe auf- und abbauen. Die Energiegewinnung erfolgt in den Mitochondrien, die Energie wird dem Organismus als sogenannte ATP zur Verfügung gestellt. Als Nebenprodukt des Energiegewinnungsprozesses fallen auch Sauerstoffabfallprodukte an, die freien Radikale. Diese haben zwar einen schlechten Ruf, erfüllen aber dennoch wichtige Aufgaben im Organismus. Sie regeln unter anderem den programmierten Zelltod und entsorgen auf diese Art kranke, nicht mehr voll funktionsfähige Zellen. Im Übermaß sind sie allerdings schädlich und greifen auch gesunde Zellen an – man spricht von oxidativem Stress. Bei neurodegenerativen Krankheiten wie zum Beispiel Alzheimer kommt es genau dazu. Der Prozess ist den Schäden vergleichbar, den Rost an Metallen anrichtet.

Gut funktionierende Mitochondrien halten ein Gleichgewicht aufrecht und entsorgen überflüssige freie Radikale sofort.

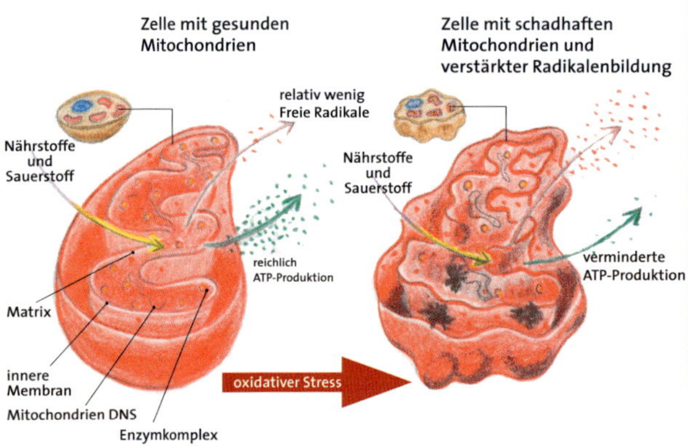

Vitamin C

Dieses Vitamin ist an tausenden von Stoffwechselprozessen beteiligt. Es wird von den meisten Tieren selbst gebildet, eine Katze erzeugt zum Beispiel mindestens drei Gramm täglich. Nur Affen und Menschen als Krone der Schöpfung sind auf eine Zufuhr von außen angewiesen. Diese erfolgt über grünes Gemüse, Paprikas, Beeren, Tomaten und Zitrusfrüchte. Vitamin C reagiert allerdings empfindlich auf eine nicht fachgerechte Lagerung und Zubereitung der entsprechenden Lebensmittel. Die empfohlene Tagesdosis beträgt laut EU-Behörde 75 Milligramm, viele Autoren gehen allerdings von einem wesentlich höheren Bedarf aus.

Schon lange wegen seiner antioxidativen und immunstärkenden Wirkung geschätzt, gewinnt Vitamin C zunehmend als wichtige Hirnnahrung an Bedeutung. In Stresssituationen ist der Bedarf besonders hoch. Der Grund dafür liegt vermutlich in der Notwendigkeit von Vitamin C bei der Bildung des Stresshormons Adrenalin. Vermehrt wurden niedrige Vitamin-C-Spiegel bei einer Verminderung des Erinnerungsvermögens und bei Depressionen nachgewiesen.

Vitamin D

Das Vitamin wird vor allem aus Vorstufen unter Sonneneinwirkung in der Haut gebildet (eine der Vorstufen von Vitamin D ist übrigens Cholesterin). Das erklärt, warum die Versorgung mit Vitamin D in unseren Breitengraden mittlerweile von den entsprechenden Behörden als kritisch eingestuft wurde. Vitamin D wurde lange unterschätzt und hauptsächlich für gesunde Knochen als wichtig erachtet. Es kann aber bedeutend mehr – so wurde in wissenschaftlichen Studien zum Beispiel ein Zusammenhang zwischen der Vitamin-D-Versorgung und den kognitiven Fähigkeiten eines Menschen eindrucksvoll belegt. Ausreichend Vitamin D bietet auch Schutz vor Infektions- und Autoimmunkrankheiten, Herz-Kreislauf-Erkrankungen und Diabetes, ein Mangel führt u. a. zu Muskelschwäche und Osteoporose. Enthalten ist das Vitamin vor allem in fettem Fisch, Lebertran, Eiern und Pilzen.

Die empfohlene Zufuhr beträgt 800 bis 1000 I.E. täglich. Gerade im Winter sollte man aber gelegentlich seinen Vitamin-D-Spiegel überprüfen lassen und die Dosis gegebenenfalls anpassen.

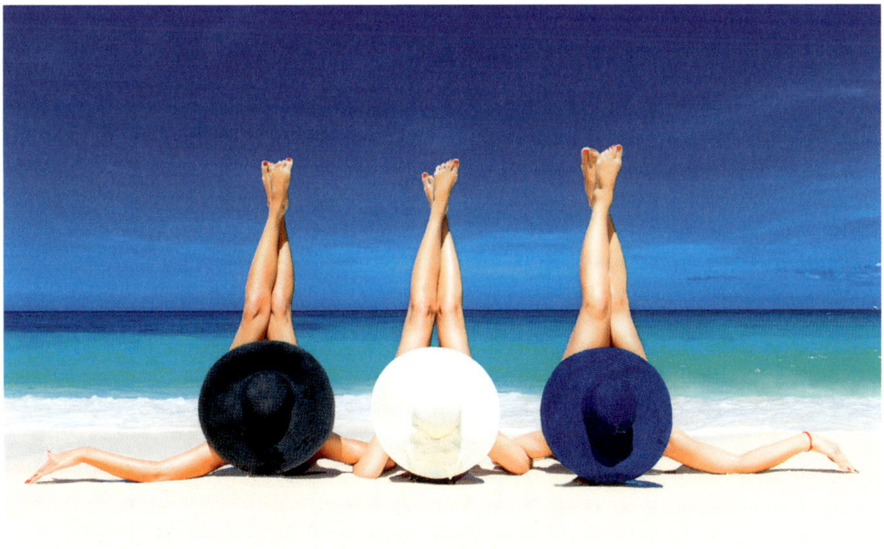

Vitamin E

Das Vitamin hilft dabei, Fette vor Oxidation, also vor dem Ranzig-Werden, zu schützen, und es hat einen entzündungshemmenden Effekt. Nachgewiesen ist, dass die Zufuhr der antioxidativen Vitamine A, C und E den Verlust von kognitiven Fähigkeiten im Alter hintanhält. Im Rahmen einer Studie konnte ein direkter Zusammenhang zwischen Vitamin E, der Sprachfähigkeit und der psychomotorischen Geschwindigkeit nachgewiesen werden. Hohe Dosen zeigten auch bei beginnendem Alzheimer Wirkung. Vitamin E ist vor allem in Pflanzenölen, Nüssen und Gemüse enthalten. Eine gute Versorgung damit ist also an eine funktionierende Fettverdauung gebunden. Das Vitamin besteht natürlicherweise aus verschiedenen sogenannten Tocopherolen und Tocotrienolen und sollte im Bedarfsfall auch so supplementiert werden. Erst das Zusammenspiel dieser verschiedenen Komponenten macht eine Einnahme sinnvoll und wirksam. Eine Zufuhr von 50 bis 100 Milligramm täglich wird als ausreichend erachtet.

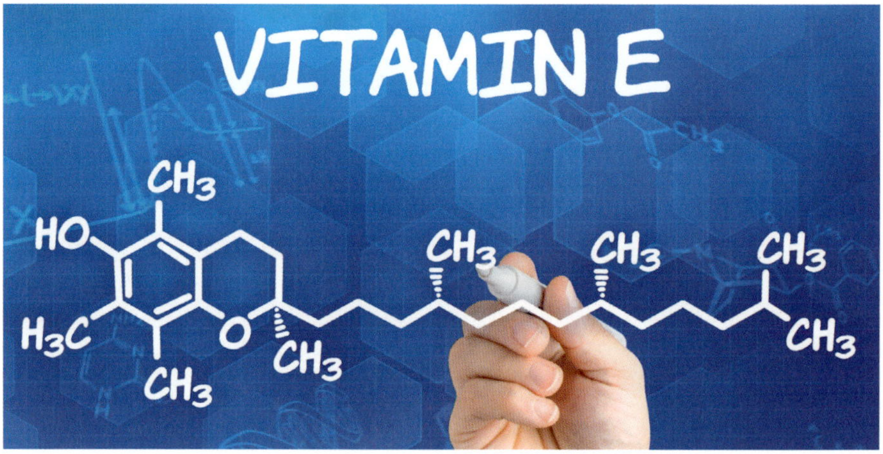

Magnesium

Dieser Stoff ist an mindestens 300 verschiedenen Prozessen des Zellstoffwechsels prominent beteiligt. Wissenschaftliche Untersuchungen zeigen, dass er gerade auch für eine gute Hirnfunktion unerlässlich ist und dass die kognitiven Funktionen und auch die Stimmung mit einer Magnesium-Supplementierung deutlich verbessert werden können. Ein Magnesiummangel ist sehr häufig, was leicht nachzuvollziehen ist, da der Bedarf in Stresssituationen erhöht und Magnesium auch für den Zuckerstoffwechsel wichtig ist. Bei einer Insulinresistenz und bei Diabetes braucht man deutlich mehr Magnesium, de facto leiden davon betroffene Menschen leicht unter einem massiven Magnesiummangel. Magnesium entspannt sowohl die Muskeln wie auch die Psyche. Jeder weiß, dass bei Muskelkrämpfen Magnesium das Mittel der Wahl ist und meist erfolgreich hilft. Es entspannt aber auch die Blutgefäße und sorgt so für eine verbesserte Durchblutung.

Um die passende Dosierung herauszufinden, gibt es eine etwas ungewöhnliche, aber zielführende Methode: Erhöhen Sie die Dosis so lange, bis der Stuhl eher dünn wird, und nehmen Sie dann die Menge vom Vortag als Maß. Sie wird mit großer Wahrscheinlichkeit zwischen 300 und 500 Milligramm liegen. Am besten können Magnesium-Citrat und Magnesium-Gluconat vom Organismus verwertet werden. Gute Magnesiumquellen sind vor allem grünes Blattgemüse und Nüsse.

Zink

Dieses Metall ist für unsere geistige Gesundheit enorm wichtig. Leider ist ein Zinkmangel aber überaus häufig und wird mit den verschiedensten mentalen Problemen wie Depressionen, Angstzuständen, Hyperaktivität oder gar Schizophrenie in Zusammenhang gebracht. Eine ausreichende Zufuhr verbessert Konzentration, Aufmerksamkeit und Erinnerungsvermögen. Stress, ein vermehrter Alkoholkonsum, Blutzuckerprobleme und die Einnahme der Antibaby-Pille erhöhen den Bedarf. Viel Zink ist in Meeresfrüchten, Nüssen, Fleisch und Fisch enthalten, wahre Zinkbomben sind übrigens Austern. Die empfohlene Supplementierung beträgt zehn bis 50 Milligramm täglich, je nach Konstitution.

Selen

Dieser Stoff ist der Dritte im Bunde jener Mineralstoffe, an denen häufig Mangel herrscht. Die empfohlene Zufuhr liegt bei 50 Mikrogramm täglich. Am besten wird Selen als Selen-Methionin aufgenommen. Die Einnahme sollte unabhängig vom Essen erfolgen. Natürliche Selenquellen sind Eier, Fisch, Fleisch, Meeresfrüchte und Getreide.

Chrom

Dieser Stoff erhöht die Glukosetoleranz. Das bedeutet, dass Insulin besser wirken und Glukose, also Zucker, vom Körper besser verwertet werden kann. Der unselige Kreislauf einer Insulinresistenz mitsamt ihren fatalen Folgen kann so bis zu einem gewissen Grad durchbrochen werden. Die Dosierung sollte 50 bis 100 Mikrogramm pro Tag betragen.

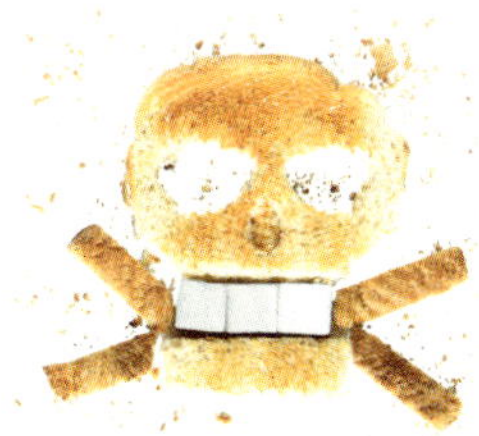

Pro- und Prebiotika – unsere hilfreichen Mitbewohner und ihre Nahrung

Probiotika

Diese Substanzen enthalten Darmbakterien. Studien zeigen auf, dass Veränderungen der Darmflora zu Krankheiten führen. Evident ist vor allem, dass die Darmbakterien (das Mikrobiom) auch mit dem Nervensystem in enger Verbindung stehen und auf diese Weise die Gehirnfunktion maßgeblich beeinflussen. Das bedeutet nicht mehr und nicht weniger, als dass man Störungen des Zentralnervensystems, also des Gehirns über Veränderungen des Mikrobioms beeinflussen kann. Es gibt zahlreiche Probiotika-Präparate, generell sollte man darauf achten, dass darin möglichst viele Bifidus- und Laktobakterien enthalten sind.

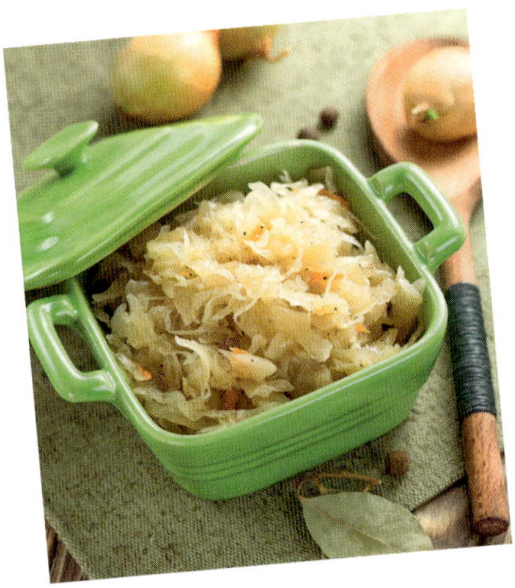

Probiotika finden sich vor allem in fermentierten Lebensmitteln, zum Beispiel im Sauerkraut, das neben den gesunden Bakterien auch die Nervennahrung Cholin enthält. Joghurt und Kefir ohne Zucker sind ebenfalls eine sehr gute Option (bei einer Laktoseintoleranz man kann zum Beispiel Kokosnuss-Joghurt selber machen). Aber auch alle Arten von Pickles in Salzlake, nicht in Essig, sind sehr nützlich. Vielleicht erklärt sich daraus das Verlangen schwangerer Frauen nach derartigen Gerichten. Ein probiotischer Tausendsassa aus der asiatischen Küche ist Kimchi, das neben den Bakterien auch viele Vitamine und Spurenelemente enthält.

Prebiotika

Diese unverdaulichen Substanzen dienen als Nahrung für die Darmbakterien. Man kann die Zusammensetzung der Darmflora beeinflussen, indem man Nahrung für die erwünschten guten Bakterien auswählt, zum Beispiel Oligofruktose oder Inulin. Prebiotika sind in Chicoree, Schwarzwurzeln, Topinambur, Knoblauch und Zwiebeln enthalten.

Curcuma – der Star unter den Pflanzenstoffen

Die Wirkung des aktiven Curcuma-Inhaltsstoffes Curcumin ist in zahlreichen Studien wissenschaftlich belegt. Curcumin wirkt antioxidativ und ist eine der stärksten antientzündlichen Substanzen, die wir kennen. Es aktiviert den Signalweg in der

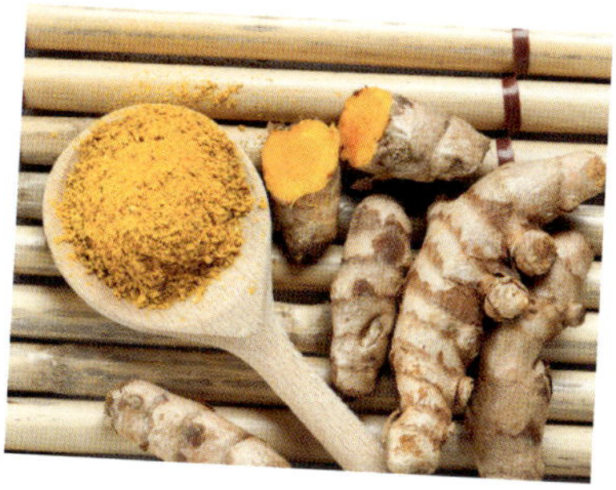

Zelle, der die Glutathion-Produktion in Gang setzt. Seine Wirkung geht daher über eine »normale« antioxidative Wirkung weit hinaus. Laut wissenschaftlichen Studien kann Curcumin auch die für Alzheimer typischen Amyloid-Ablagerungen verhindern.

Die Aufnahme von Curcuma wird übrigens durch schwarzen Pfeffer deutlich verbessert, gute Präparate enthalten also sehr oft auch dieses Gewürz. Last but not least verbessert Curcuma den Zuckerstoffwechsel signifikant, sodass es auch in dieser Richtung die Gehirnfunktion verbessert. Um eine therapeutische Wirkung zu erzielen, sollte man mindestens 1,5 bis zwei Gramm pro Tag einnehmen.

Grüntee-Extrakt

Der entscheidende Wirkstoff des Grüntees heißt Epigallocatechingallat. Er wirkt stark entzündungshemmend und spielt wissenschaftlichen Studien zufolge auch eine große Rolle in der Krebsprävention.

Brokkoli

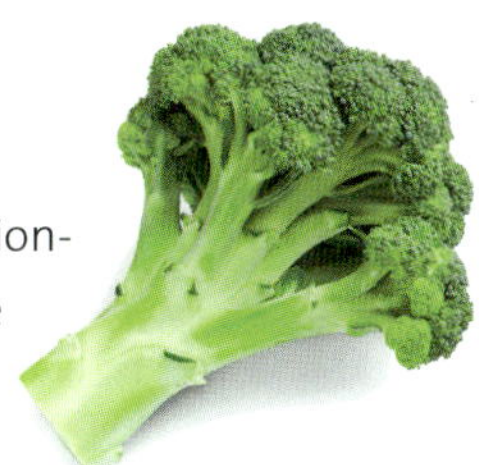

Dieses Gemüse enthält Sulforaphan, eine der stärksten Glutathion-anregenden Substanzen. Es hat deshalb eine besonders entgiftende und antioxidative Wirkung.

Resveratrol

Dieser Stoff hat eine schon lange bekannte positive Wirkung auf die Hirnfunktion, den Stoffwechsel und das Immunsystem. Außerdem fördert er die Herzgesundheit und verbessert den Blutfluss. Diese Wirkungen sind in vielen Studien nachgewiesen. Aufmerksam wurde man auf die Substanz durch das berühmte »French Paradoxon«: Statistiken zeigten nämlich auf, dass die durch Herz-Kreislauf-Erkrankungen bedingten Todesfälle in Frankreich signifikant unter dem Durchschnitt vergleichbarer Länder lagen. Als Ursache wurde der regelmäßige Rotweinkonsum festgemacht – Rotwein enthält viel Resveratrol, das dann in der Folge näher erforscht wurde.

Aber Achtung, auch hier gilt: Die Menge ist entscheidend. Wenn die durch Rotwein zugeführte Alkoholmenge zu groß wird, wird der positive Effekt von Resveratrol wieder konterkariert. Wir reden also von ein, maximal zwei Gläsern Rotwein täglich. Die empfohlene Tageszufuhr an Resveratrol beträgt 100 bis 200 Milligramm.

Astaxanthin

Diese Substanz gehört zur Gruppe der Carotinoide, also zum Vitamin A. Sie ist auch eine sehr effiziente Hirnschutzsubstanz und verbessert das Sehvermögen signifikant. Natürliche Quellen für Astaxanthin sind rote Fische und Meerestiere wie Lachs, Lachsforelle, Shrimps und Hummer sowie spezielle Algen.

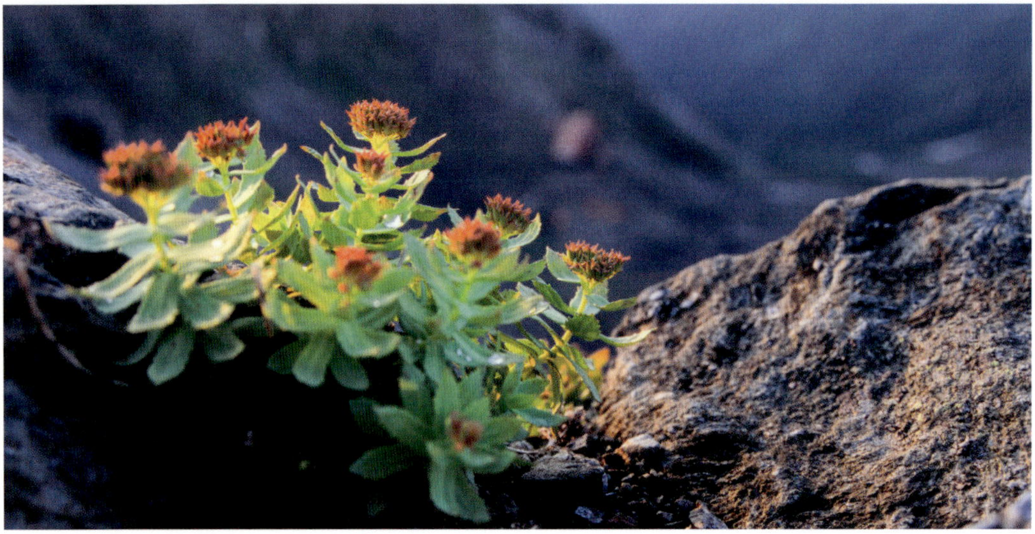

Rhodiola

Die Rosenwurz ist ein sehr wirksames Stress-adaptogenes Mittel, das heißt, sie kann dem Organismus helfen, sich an Stresssituationen anzupassen. Die Tagesdosis kann bis 500 Milligramm betragen.

Q10

Das Coenzym spielt bei der Energieerzeugung in den Mitochondrien eine große Rolle. Nachgewiesenermaßen verbessert es die kognitiven Funktionen. Bei der Supplementierung von Q10 ist darauf zu achten, dass es in einer Form vorliegt, die der Organismus gut verwerten kann. Die empfohlene Einnahmemenge liegt bei 50 bis 100 Milligramm täglich. Natürliche Quellen sind fetter Fisch, rotes Fleisch, Nüsse, Soja, Sesam- und Rapsöl. Medikamente zur Senkung des Cholesterinspiegels, sogenannte Statine, führen zu einer Herabsetzung des Q10-Spiegels – während einer entsprechenden Therapie ist daher eine Substitution sehr empfehlenswert.

Alpha-Lipon-Säure

Die Säure ist prominent am Energiestoffwechsel in den Mitochondrien beteiligt. Sie wirkt außerdem stark antioxidativ, entzündungshemmend und entgiftend. Eine Zufuhr von 200 Milligramm pro Tag ist empfehlenswert.

Schädliche Metalle

Nicht vergessen darf man auch auf schädliche Stoffe, die sich im Körper einlagern können: die Metalle. Quecksilber durch Zahnplomben, exzessiven Fischkonsum oder Abgase von Kohlekraftwerken, Blei durch alte Wasserleitungen, Aluminium durch Deos – um nur ein paar Beispiele zu nennen. Dass diese Einlagerungen schlecht für den Organismus sind, darüber besteht ein breiter Konsens in der Wissenschaft, über den Grad der Schädlichkeit ist man sich nicht ganz einig.
Die Chelat-Therapie ist eine Methode, durch die man diese Substanzen wieder loswerden kann. Sie muss unter ärztlicher Aufsicht durchgeführt werden. Eine sanftere Therapie verspricht die Anwendung von modifiziertem Citruspektin, einem Ballaststoff, und Alpha-Lipon-Säure. Für diese Variante ist ein Ausscheiden von schädlichen Metallen über den Urin nachgewiesen.

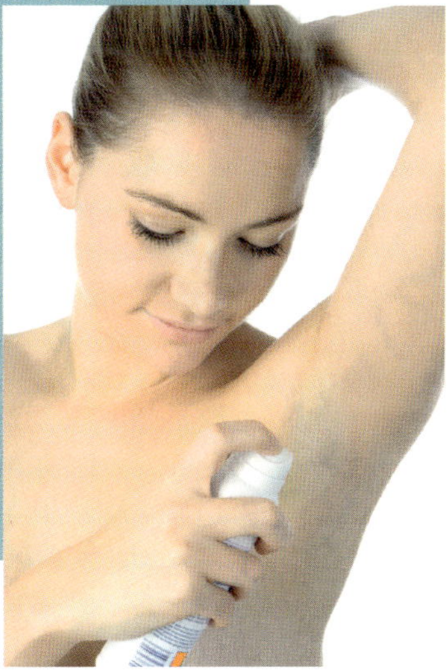

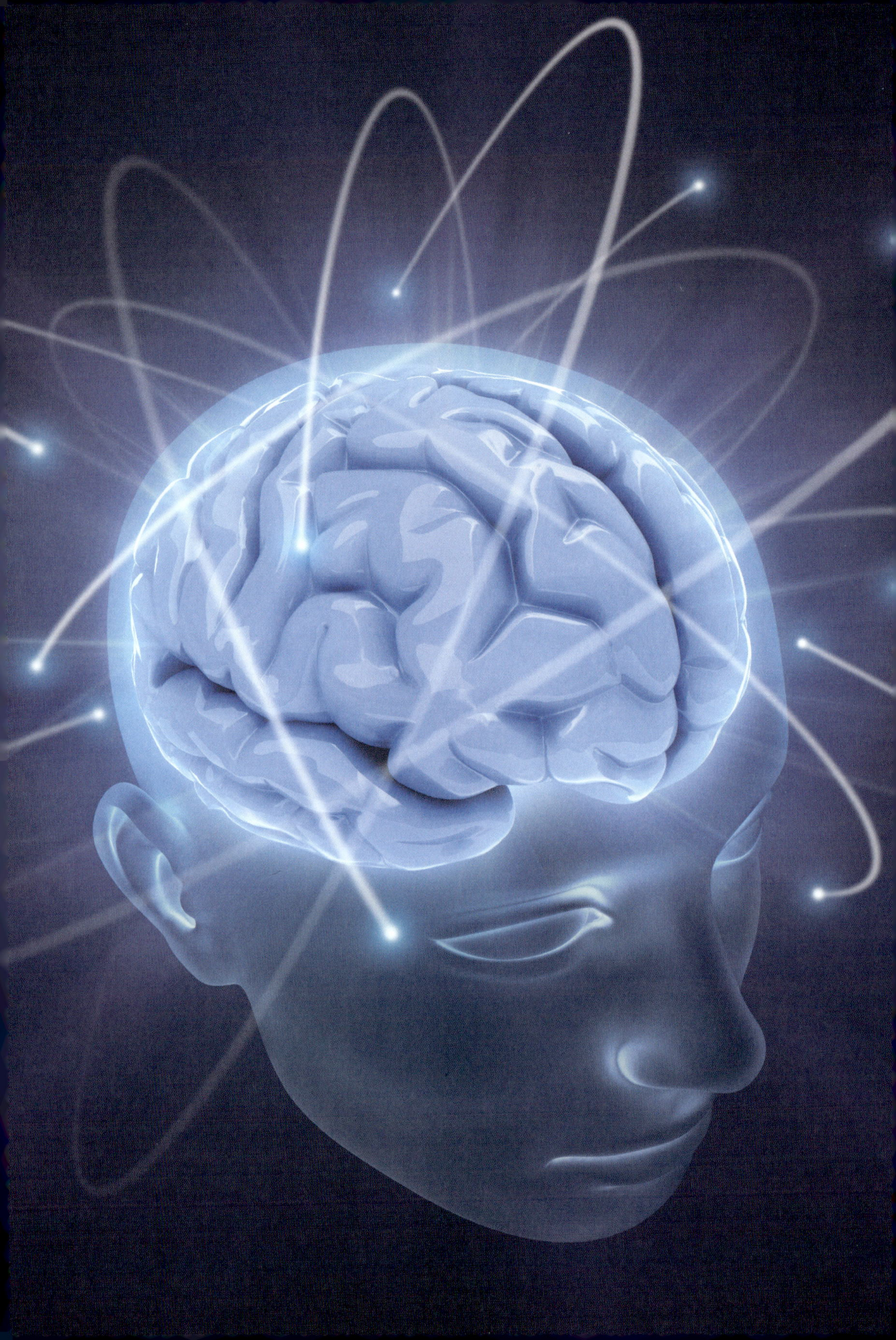

Gehirnjogging

Worum geht es beim Gehirnjogging? Zur Erinnerung: Wir wissen, dass alle Eindrücke, die auf uns wirken, in unserem Gehirn gespeichert werden und dort ihre Spuren hinterlassen. Das Gehirn reagiert auf die Sinneseindrücke und sendet entsprechende Signale und Handlungsaufforderungen an jede einzelne Zelle. Neueste Forschungen zeigen, dass auch jeder einzelne Gedanke Einfluss auf unsere Zellen hat. Des Weiteren wissen wir mittlerweile, dass sich laufend neue Nervenzellen bilden können. Diese Erkenntnis ist spektakulärer, als es scheint. Bis vor nicht allzu langer Zeit galt es nämlich als unumstößliche Lehrmeinung, dass das Gehirn im Laufe des Lebens ständig abbaut und dass man sich in dieses traurige Schicksal nur fügen kann. Stimmt nicht! Das entscheidende Wort heißt Neuroplastizität (siehe Seite 18).

WIR SIND DIE BILDHAUER UNSERES GEHIRNS

Wir wissen, dass unsere Nervenzellen und -bahnen durch unsere Erfahrungen und Eindrücke geprägt werden. Es ist schon lange bekannt, dass Eindrücke im frühen Kindesalter von besonderer Bedeutung sind, da diese nahezu ungefiltert aufgenommen werden und entsprechende Erfahrungen prägen. So gibt es Menschen, die nahezu nichts in ihren Grundfesten erschüttern kann. Sie konnten offensichtlich in einer Umgebung aufwachsen, die den Boden für eine Art Urvertrauen gelegt hat. Andere wiederum sehen alles schwarz und sind der festen Überzeugung, dass die Welt im Grunde böse ist und jeder Mitmensch ihnen in Wirklichkeit nur »am Zeug flicken« möchte.

Glücklicherweise wissen wir, dass wir dank der Neuroplastizität in der Lage sind, unser Gehirn umzuprogrammieren. Das gilt für alles: für Gefühle, für Fertigkeiten, für unsere kognitiven Fähigkeiten. Die Tragweite dieser Erkenntnis muss man sich erst einmal auf der Zunge zergehen lassen. Das Gehirn ist in dieser Hinsicht wie ein Muskel zu betrachten – was auch bedeutet, dass wir laufend neue Trainingsanreize setzen müssen. Immer dasselbe zu tun und das auch noch mit geringer Aufmerksamkeit, lässt unser Gehirn verkümmern.

Sich an Neues zu wagen, etwas Neues zu lernen, das ist der Stoff, aus dem ein gut funktionierendes Gehirn resultiert.

Wir wissen also, dass mehr vom Selben immer nur das gleiche Zentrum stimuliert. Ein Beispiel: Durch die Beschäftigung mit Computerspielen werden Bahnen und Synapsen in unserem Gehirn hergestellt und auf diese Art und Weise gewisse Hirnzentren geschult. Wenn es dann allerdings in fast suchtartiger Manier nur mehr darum geht, alles ein bisschen schneller zu können, entwickelt sich nicht mehr viel weiter. Das zuständige Zentrum wird vielleicht ein bisschen größer, das ist aber auch schon alles. Wir müssen also zumindest das Spiel laufend wechseln und dabei verschiedene Schwerpunkte setzen, wenn wir unser Gehirn trainieren wollen.

TÄGLICH EINE KLEINE – ODER GROSSE – HERAUSFORDERUNG

Wie können wir nun unser Gehirn trainieren? Neu muss der Weg sein, ein bisschen fordernd und die volle Aufmerksamkeit beanspruchend, dann wird das Wegenetz in unserem Gehirn komplexer. Interessen zu fördern, neue Interessen zu finden oder ein neues Hobby zu entdecken, aber auch gewohnte Dinge einmal ganz anders zu machen – das ist reizvoll und lässt spannende Entdeckungen zu. Der Verfolgung und Verwirklichung unserer persönlichen Vorlieben und Interessen sind jedenfalls keine Grenzen gesetzt! Lassen wir uns doch auf das Abenteuer täglicher Entdeckungsreisen ein!

Zur Anregung haben wir hier einige Beispiele angeführt. Diese Liste lässt sich jedoch nahezu endlos fortsetzen.

- Verwenden Sie gelegentlich Ihre nicht dominante Hand. Das ist eine einfache Möglichkeit, etwas Ungewohntes zu tun, zum Beispiel beim Zähneputzen oder beim Haarekämmen – oder sogar beim Schreiben.
- Durchbrechen Sie Ihre tägliche Routine. Nehmen Sie einen anderen als den gewohnten Weg, ohne Navigationssystem natürlich.

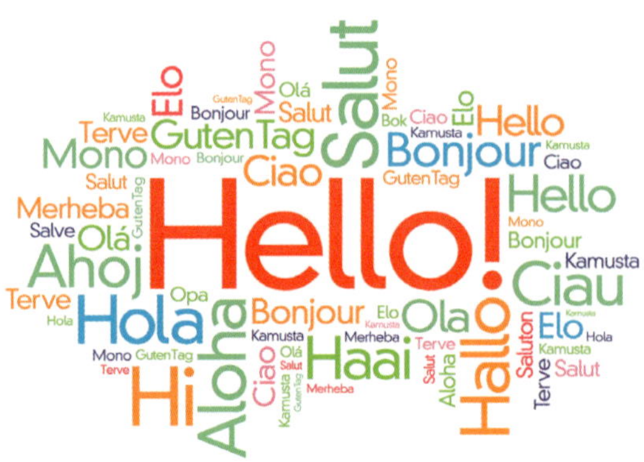

- Lernen Sie eine neue Sprache. Das mag in fortgeschrittenem Alter etwas schwieriger sein als in der Jugend, aber es ist möglich. Ein hervorragendes Beispiel gibt uns die französische Reiseschriftstellerin Alexandra David-Neel, die zu Beginn des 20. Jahrhunderts unter abenteuerlichsten Umständen zahlreiche Reisen unternahm und vermutlich als erste Europäerin nach Lhasa kam. Das alleine hat ihr vermutlich schon eine gute Neuroplastizität gesichert. Sie lernte aber auch laufend neue Sprachen und zwar durch eine ebenso einfache wie sinnvolle Methode: Sie prägte sich täglich zehn Vokabeln pro Sprache ein. Zehn Wörter pro Tag, das ist ein Pensum, das man bewältigen kann, man muss ja nicht gleich dem Beispiel von Alexandra David-Neel folgen und mehrere Sprachen parallel lernen. Wenn man davon ausgeht, dass man sich mit einem Wortschatz von 1000 Wörtern im Alltag schon ganz gut verständigen kann, hat man in drei Monaten ein überaus lohnendes Ziel erreicht. Der Dichter Friedrich Rückert beherrschte übrigens 44 Sprachen, darunter Altäthiopisch.

- Versuchen Sie es mit Multitasking. Sehr sinnvoll ist es, zum Beispiel während eines körperlichen Trainings ein Hörbuch zu verfolgen, einen interessanten Film zu sehen – oder zu lernen. Es ist erwiesen, dass sich auf diese Art der Lerneffekt sogar deutlich steigern lässt.

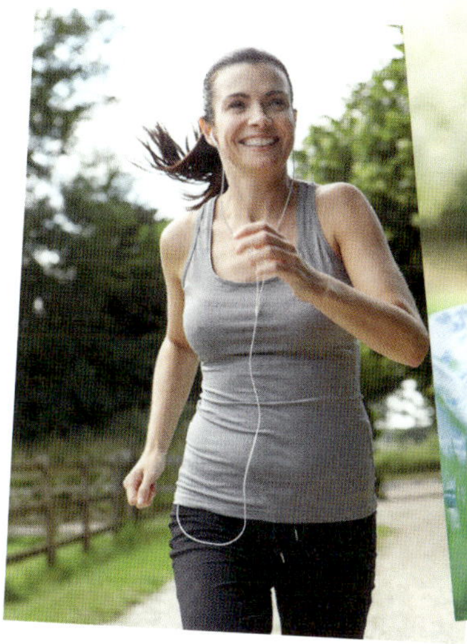

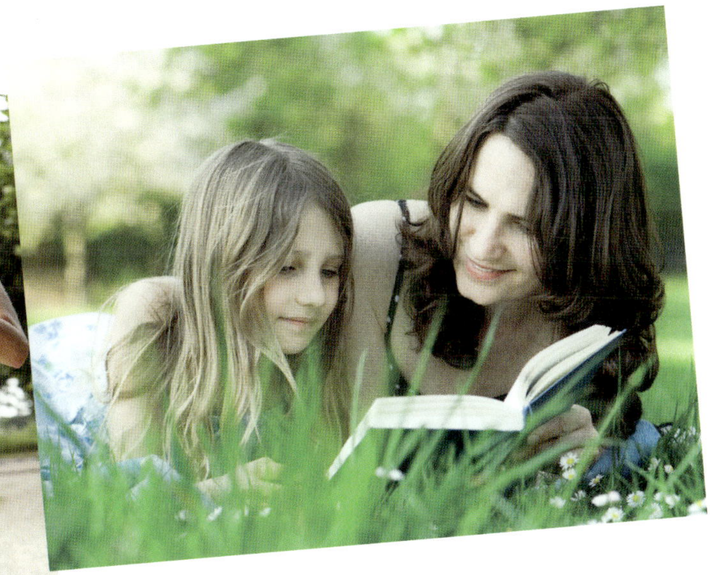

- Lesen Sie. Beim Lesen eines Buches bzw. längeren Textes werden viele verschiedene Zentren gefordert, zumindest jene für Sprache, Lesen, Gedächtnis und Sehen. Und wenn Sie sich jetzt noch mit einem guten, gescheiten Text auseinandersetzen ...
- Googeln Sie: Im Rahmen einer wissenschaftlichen Untersuchung wurde festgestellt, dass auch das Recherchieren im Internet die Hirnaktivität fördert. Suchen Sie sich doch ein interessantes Gebiet, und forschen Sie konzentriert für 15 Minuten.
- Kochen Sie hin und wieder etwas Neues.

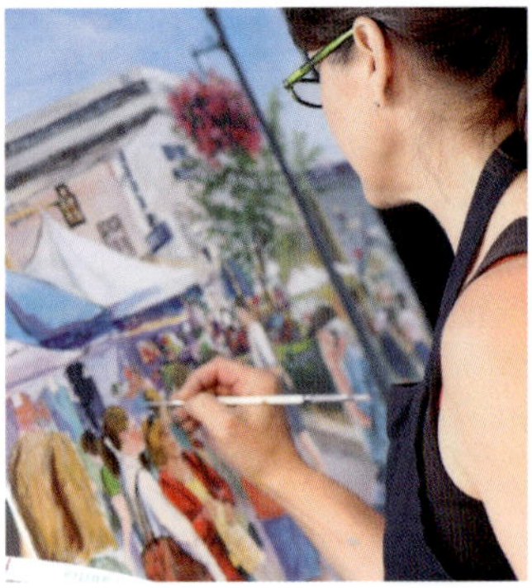
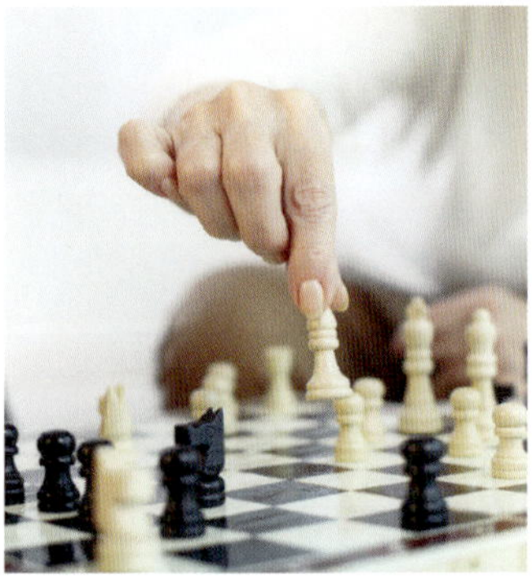
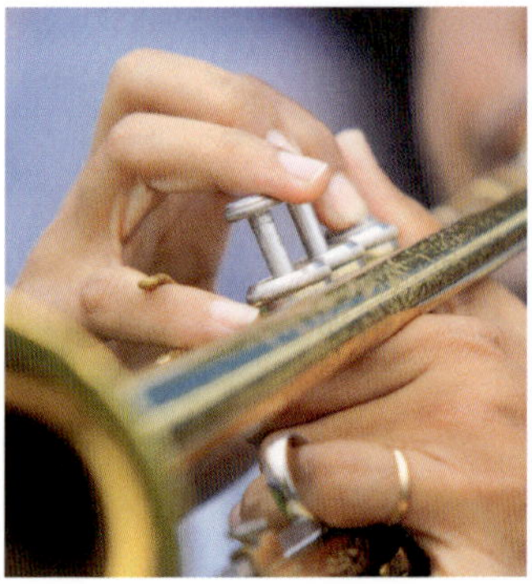

- Suchen Sie sich ein künstlerisches Hobby.
- Tanzen Sie. Tanzen ist eine der besten Beschäftigungen, die Sie für Ihr Hirn tun können. Sie bewegen sich, sind mental gefordert, und vielleicht tanzen Sie auch noch mit einem netten, anregenden Partner.
- Lernen Sie ein Musikinstrument. Musizieren ist eine besonders schöne Tätigkeit, um Ihr Gehirn zu schulen. Es verbessert Gehör und Feinmotorik und macht das Analysieren von visuellen Informationen leichter. Selbst Erwachsene können noch ein Instrument lernen, es gibt dahingehend faszinierende Unterrichtskonzepte.
- Lösen Sie Denksportaufgaben, aber steigern Sie dabei die Anforderungen regelmäßig. Wenn Sie Aufgaben routiniert und ohne besondere Aufmerksamkeit lösen können, dann ist das für Ihre Neuroplastizität nicht von Nutzen.

Und so weiter und so fort ... Ihrer Phantasie sind hier kaum Grenzen gesetzt: Erweitern Sie Ihre Möglichkeiten, wagen Sie sich an Neues, seien Sie achtsam und aufmerksam.

Eine sehr schöne Metapher versteckt sich übrigens in einer berühmten Denksportaufgabe: Verbinden Sie neun Punkte mit höchstens vier Strichen ohne abzusetzen.

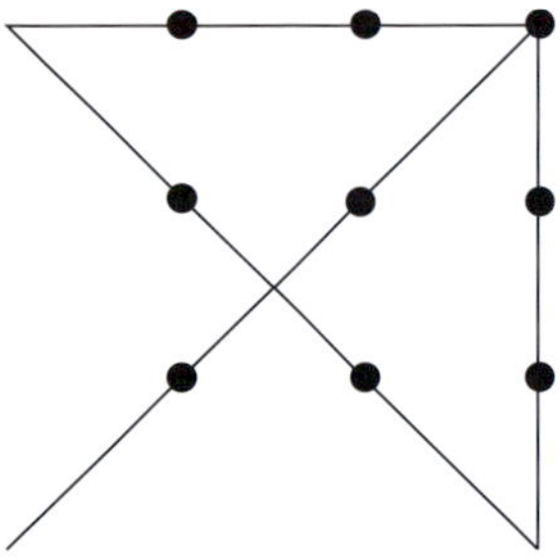

Sie sehen: Diese Aufgabe ist nur zu lösen, wenn wir über die Grenzen hinausgehen. Wir sollten das täglich tun und die Komfortzone der eingefahrenen Gewohnheiten verlassen. Unser Gehirn und damit unsere Lebensqualität werden es uns danken.

Zusammenfassend kann man sagen: Intellektuelle Herausforderungen beeinflussen direkt das Gehirn, indem sie neue Synapsen, BDNF und Mitochondrien bilden und die DNA reparieren. Auf diese Art werden auch andere Organe positiv beeinflusst. So wird zum Beispiel durch Rückmeldungen der Muskulatur an das Gehirn die Neuroplastizität und in weiterer Folge die Stressresistenz gefördert.

ES IST DEFINITIV NICHT EGAL, WOMIT WIR UNS BESCHÄFTIGEN

Aus dem Vorhergesagten folgt auch, dass es überaus bedeutsam ist, womit wir uns beschäftigen. Jedes Musikstück, das wir hören, jedes Bild, das wir betrachten, oder jeder Film, den wir sehen: Alles hinterlässt Spuren.

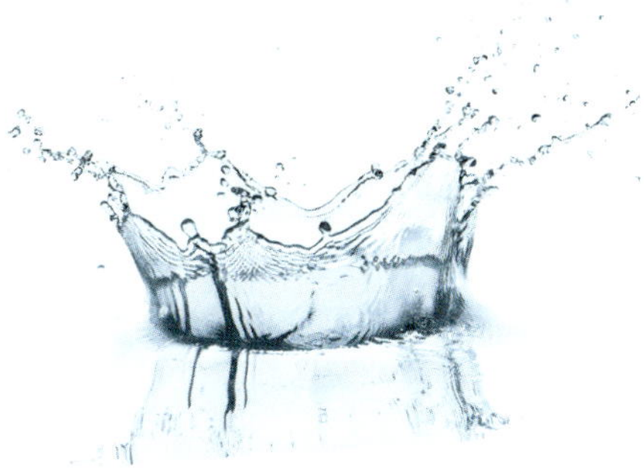

Der japanische Alternativmediziner Masaru Emoto hat mit seinen Forschungsarbeiten für Furore gesorgt, auch wenn diese nicht ganz unumstritten sind: Er hat Wasserkristalle fotografiert – und je nachdem, mit welcher Musik das Wasser beschallt wurde, reichte das faszinierende Ergebnis von sehr klaren, schönen Strukturen bis hin zu verklumpten, hässlichen Gebilden. Es ging sogar so weit, dass das Wasser »wahrnehmen« konnte, ob es beschimpft oder freundlich angesprochen wurde.

Dass Wasser Information speichern kann, wurde durch Forschungsarbeiten an der Technischen Universität Wien bestätigt – eine Tatsache, die wir durchaus bedenken sollten, bestehen wir doch zu 80 Prozent aus Wasser. Auch Neurowissenschaftler und Genetiker wissen um die Wichtigkeit der Prägungen durch unsere Umgebung in allen Belangen. Mittels neuer bildgebender Verfahren kann man sehr genau nachweisen, welche Gehirnareale jeweils aktiv sind.

Ob wir uns mit schönen oder mit weniger schönen Dingen beschäftigen, welche Leute wir treffen, mit welchen Farben wir uns umgeben, alles hat einen Einfluss auf uns. Wir entscheiden also in Wirklichkeit in jedem Augenblick, in welche Richtung wir uns entwickeln wollen und werden. Leider sind gerade unsere Emotionen dabei nicht immer hilfreich, weil sie übereifrig darüber wachen, dass uns nicht noch einmal dieselbe negative Erfahrung zuteil wird. Mark Twain hat diese Problematik wunderbar auf den Punkt gebracht:

»Wir sollten darauf achten, einer Erfahrung nur so viel Weisheit zu entnehmen, wie in ihr steckt – mehr nicht; damit wir nicht der Katze gleichen, die sich auf eine heiße Herdplatte setzte. Sie setzt sich nie wieder auf eine heiße Herdplatte – und das ist richtig; aber sie setzt sich auch nie wieder auf eine kalte.«

EMOTIONEN -> STIMMUNGEN -> TEMPERAMENT -> CHARAKTER

Wir können uns umprogrammieren

Emotionen und die daraus folgenden Prägungen bestimmen unsere Stimmung, unser Temperament und in weiterer Folge unseren Charakter. Können wir nun alte, nicht förderliche Prägungen umprogrammieren? Ja! Wir können einerseits Erwünschtes verstärken und andererseits Negatives vernachlässigen, sodass diese Schaltkreise schließlich absterben. Das hört sich jetzt vielleicht ein bisschen zu einfach an, aber wir sollten uns immer vor Augen halten, dass es möglich ist und vor allem, dass es unsere Entscheidung ist.

Wir können uns in jeder Sekunde unseres Lebens entscheiden, ob wir alte Emotionen aus unserer Vergangenheit, die wir ohnehin nicht mehr ändern können, pflegen oder neue freudvolle nähren.

Können wir unsere Gedanken nun vollständig unter Kontrolle bringen? Nun, ganz so einfach ist das nicht – vor allem nicht gleich. Wir können allerdings unsere Reaktion auf unsere Gedanken kontrollieren und damit unsere seelische Verfassung beeinflussen. Die hier angeführten Punkte sind als »Erste-Hilfe«-Leitfaden in dieser Richtung gedacht:

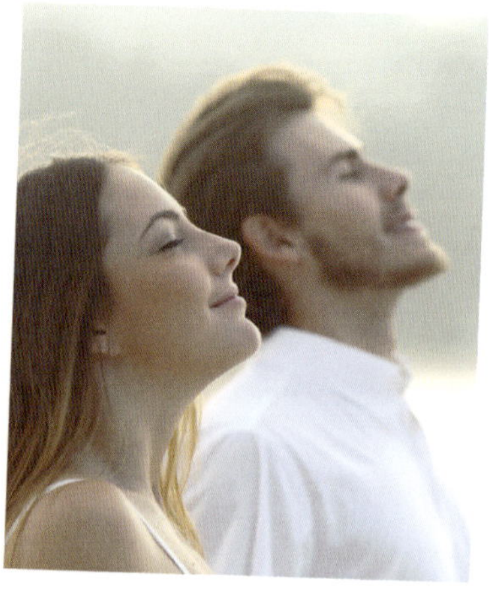

Wir können

- unsere Atmung kontrollieren,
- in der Folge entspannen,
- lächeln,
- unsere Aufmerksamkeit bewusst auf etwas anderes richten (das ist nicht zu verwechseln mit Verdrängen und Verleugnen),
- Haltung zeigen und damit das Zusammenspiel von Körper und Seele nutzen,
- handeln,

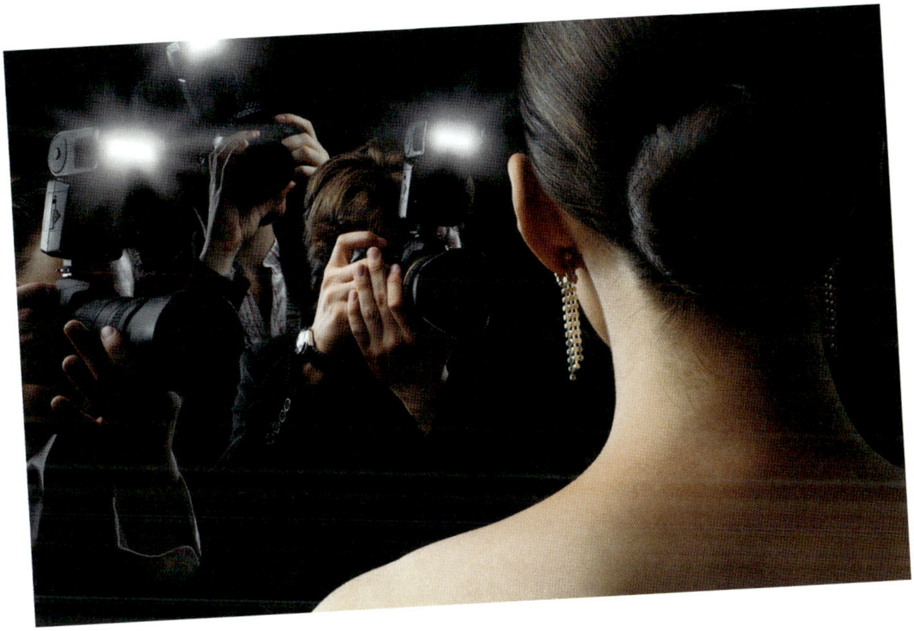

- eine neue Rolle annehmen: Stellen Sie sich vor, Sie sind Hauptdarsteller in einem Film. Wie gehen Sie mit Ihrer Wut gerade in dieser Situation um? Oder mit Ihrer Trauer?

Forschungsergebnisse zeigen, dass konzentrierte Gedanken an eine bestimmte Aktivität dieselben Hirnveränderungen bewirken können wie die entsprechende Aktivität – auch wenn das vielleicht nach abgehobener Esoterik klingt. So konnte im Rahmen einer wissenschaftlichen Arbeit nachgewiesen werden, dass bei Profi-Pianisten gleich viele Hirnareale aktiviert wurden, egal, ob sie wirklich am Klavier saßen oder nur mental übten.

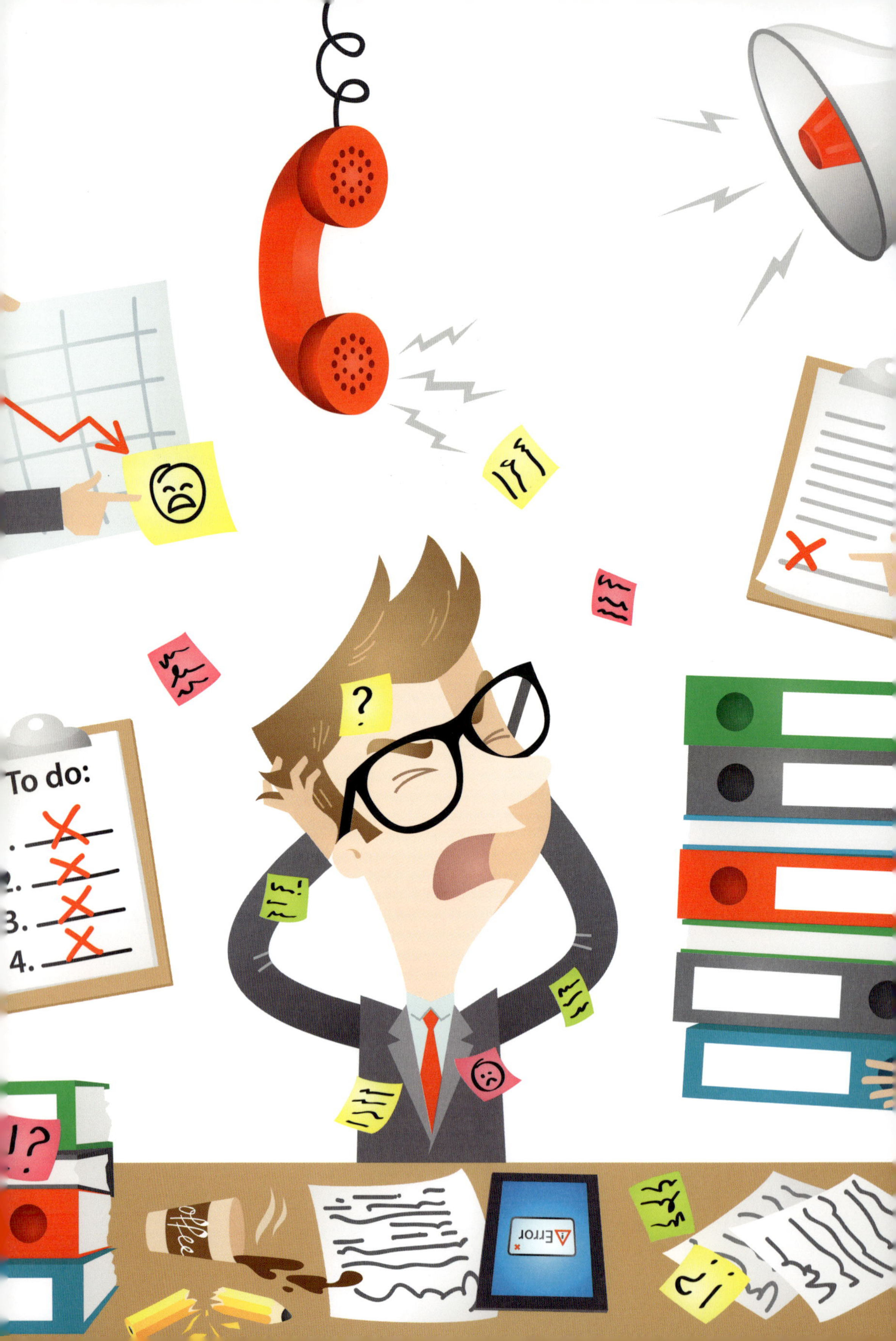
To do:
1.
2.
3.
4.
Error

Weiter, höher, besser, schneller ...

... mit einem Wort: Stress. Jeder weiß, wie sich Stress anfühlt, diesen Begriff aber präzise zu definieren, ist schwierig. Am besten funktioniert es noch mit den Übersetzungen aus dem Englischen: Druck, Anstrengung, Belastung, Anspannung, Nachdruck, Akzent, berufliche Belastung, Schwerpunkt, Spannung, Beanspruchbarkeit, Reaktionskraft, spezifische Belastung usw.

In Wirklichkeit ist Stress eine Zusammensetzung aus all diesen Dingen. Streng genommen geht es dabei um die Reaktionen des Organismus auf äußere Reize – physische und psychische Reaktionen gleichermaßen, wobei wir bei Stress definitionsgemäß immer von einer besonderen Belastung sprechen.

STRESS – WAS NUN?

Wie sieht nun die »Stressantwort« unseres Organismus aus, wie wird sie geregelt? Reaktionen auf Außenreize werden prinzipiell einmal von unserem vegetativen Nervensystem geregelt. Dieses Nervensystem ist nicht unserem Willen unterworfen, sondern funktioniert quasi von selbst. Wir unterscheiden hier die Gegenspieler Parasympathikus und Sympathikus. Diese Namensgebung ist leider etwas unglücklich, denn Sympathikus klingt doch deutlich sympathischer als Parasympathikus ...

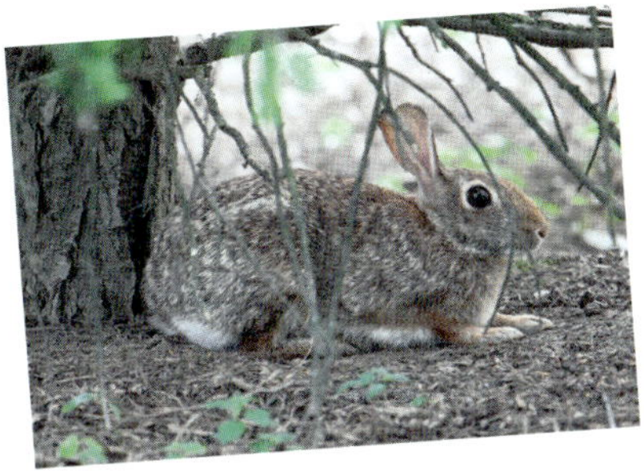

Die Wirkung des Parasympathikus kann man sich sehr gut mit einem Bild vor Augen führen: Der Hase sitzt im Klee und frisst. Er ist ruhig und ausgeglichen, sein Herz schlägt langsam, seine Durchblutung ist vor allem auf die Verdauungsorgane fixiert, seine Pupillen sind eng, alles ist gemütlich.

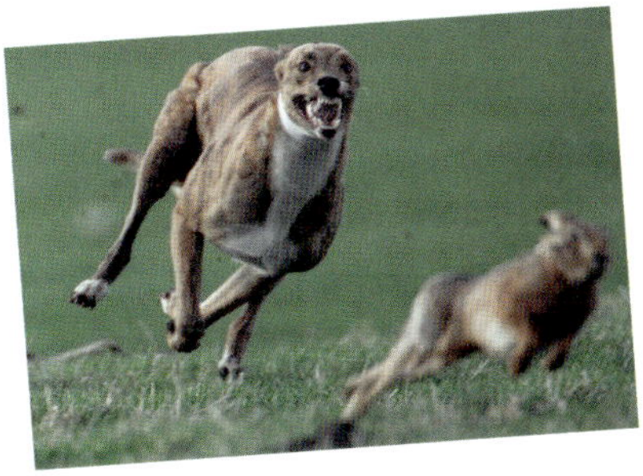

Tritt plötzlich ein Feind ins Geschehen, kommt – ebenso blitzartig – auch der Sympathikus zum Zug. Die Augen des Hasen weiten sich schreckhaft, jetzt heißt es fight or flight, Kampf oder Flucht.

Fight or flight – sich dem Kampf stellen oder doch besser davonlaufen?

Bei Stress wird sehr schnell der Hypothalamus alarmiert, der seinerseits über die Hirnanhangdrüse veranlasst, dass die Nebennieren die Stresshormone Cortisol und Adrenalin ausschütten. Die Reaktionen, die auf diese Art ausgelöst werden, haben ein einziges Ziel: die Erhöhung der muskulären Leistungsfähigkeit, um fight or flight bewerkstelligen zu können. Die Atmung wird tiefer, das Herz schlägt schneller, der Blutdruck steigt, und es werden vermehrt Blutzucker und Fettsäuren zur Verfügung gestellt. So ist man körperlich bestens gerüstet, in den Kampf zu gehen oder wenigstens schnell davonzulaufen.

Das Fatale ist, dass wir ja heutzutage einer ganz anderen Art von Stress ausgesetzt sind als von der Natur vorgesehen. Der Organismus unterscheidet allerdings nicht, ob der Stress durch einen wilden Säbelzahntiger oder durch unerledigte Aktenberge, Geldsorgen oder Streit mit dem Partner verursacht wurde. Weil wir das Angebot an Blutzucker und Fettsäuren beispielsweise bei Geldsorgen nicht verbrauchen, entsteht ein Energie-Überangebot im Körper. Und das endet letztlich zumindest in einer Insulinresistenz mit all ihren negativen Folgen.

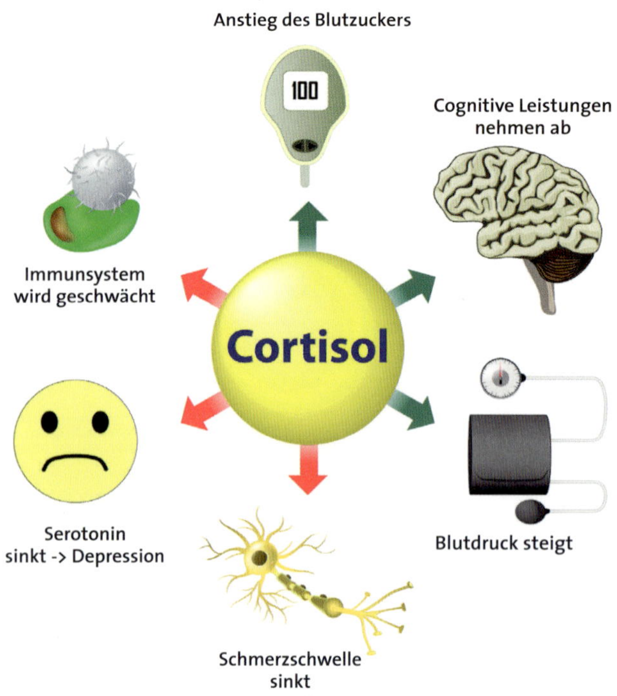

Cortisol – akut manchmal lebenswichtig, chronisch ...

Eine Stresssituation ist auch dem Denken nicht gerade förderlich. Da alles schnell gehen muss, dringen Signale meistens nur bis zum Thalamus vor, wo die Ausschüttung der Stresshormone veranlasst wird. Großes Nachdenken ist in dieser Situation normalerweise nicht angesagt, daher kommt die Großhirnrinde, also unsere Intellektualität nicht oder nur sehr eingeschränkt zum Zug. Stress erhöht den Cortisollevel und Cortisol ist einer guten Hirnfunktion nachgewiesenermaßen nicht förderlich.

Dendriten, die verzweigten Endigungen der Nervenzellen schrumpfen, wenn das Gehirn ständig erhöhte Cortisolspiegel aufweist. Viele Studien haben gezeigt, dass diese direkt mit einer gestörten Erinnerungsfunktion korrelieren. Auch Alzheimerpatienten haben dauerhaft erhöhte Cortisolspiegel. Je höher diese Spiegel, desto schlechter der Zustand der Patienten. Hauptsächlich ist der Hippocampus, also das Erinnerungszentrum davon betroffen. Der Effekt ist schon nach zwei Wochen Dauerstress nachweisbar.

Zudem werden durch die Folgen der durch Cortisol getriggerten Insulinresistenz Mitochondrien geschädigt und in weiterer Folge Gehirnzellen zerstört. Außerdem werden auf Dauer die Nebennieren überfordert, und wir fühlen uns müde und ausgelaugt. In dieser Situation wird es immer schwieriger, kreativ zu denken oder Neues zu lernen. Man läuft im Hamsterrad und hat weder Kraft noch Kreativität, Dinge zu ändern.

Nebenbei wird in Stresssituationen auch das Immunsystem heruntergefahren. Es ist nachvollziehbar, dass der Organismus angesichts eines wilden Verfolgers die Bekämpfung von Keimen nicht an die erste Stelle der Prioritätenliste setzt. Weil sich möglicherweise das Problem mit dem Keim erübrigt, wenn der wilde Verfolger Oberhand gewinnt ... Zum Glück können wir diese Schäden am Gehirn hintanhalten und sogar rückgängig machen, indem wir den BDNF (Brain-Derived Neurotrophic Factor, siehe Kapitel Gehirn) durch körperliche und geistige Betätigung und die entsprechende Ernährung stimulieren.

Positive Erlebnisse und die Cortisolproduktion

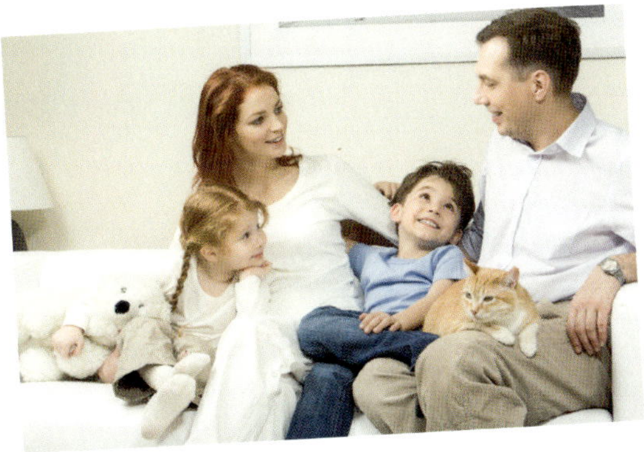

Wir wissen mittlerweile, dass Stress den Cortisolspiegel ansteigen lässt und chronisch hohe Cortisolspiegel besonders den Hippocampus und damit das Erinnerungsvermögen nachhaltig schädigen. Bahnbrechende Forschungen konnten nun zeigen, dass positive emotionale Erlebnisse die Cortisolproduktion senken können. Insbesondere gilt das für frühkindliche Prägungen: Liebevolle Zuwendung in der Kindheit führt auch im späteren Leben zu einer geringeren Cortisolausschüttung, also zu einer besseren Widerstandskraft gegenüber Stresssituationen. Dementsprechend bewirken traumatische Erfahrungen genau das Gegenteil. Aber auch in dieser Hinsicht sind wir glücklicherweise in der Lage, neue Bahnen und Netze zu bilden.

Distress – Aufregung, Eustress – Anregung

Der Stress, den wir bisher besprochen haben, heißt Distress. Er ist die überfordernde, negative, ungesunde, schädliche Variante. Aus der allgemeinen Definition »Stress ist die Reaktion des Organismus auf Einflüsse von außen« folgt allerdings, dass es auch einen guten Stress gibt. Dieser gute Stress wird Eustress genannt. Der lebendige Organismus zeichnet sich ja dadurch aus, dass er ständig auf seine Umwelt reagiert, dass er Signale aufnimmt und dann entsprechende Reaktionen folgen lässt. Im Prinzip ist das ein wünschenswerter Adaptierungsprozess und der Gesundheit und geistigen Entwicklung förderlich (mehr dazu im Kapitel »Gehirnjogging«).

Stress – was tun?

Einerseits ist bei Stress eine ausreichende Zufuhr von Aminosäuren, Vitaminen, guten Fetten und weiteren Vitalstoffen sehr hilfreich. Sie unterstützt den Organismus bei erhöhten Anforderungen (im Kapitel »Hirndünger« finden Sie einige natürliche Mittel, die zur Entspannung beitragen können). Andererseits sind auch Entspannungsübungen sehr wichtig, was manchmal schwer zu verstehen ist: Man fühlt sich ohnehin schon ausgelaugt und müde, da bringt einen Entspannung doch nur tiefer in diesen Zustand hinein. Doch das Gegenteil ist der Fall. Probieren Sie es einfach aus!

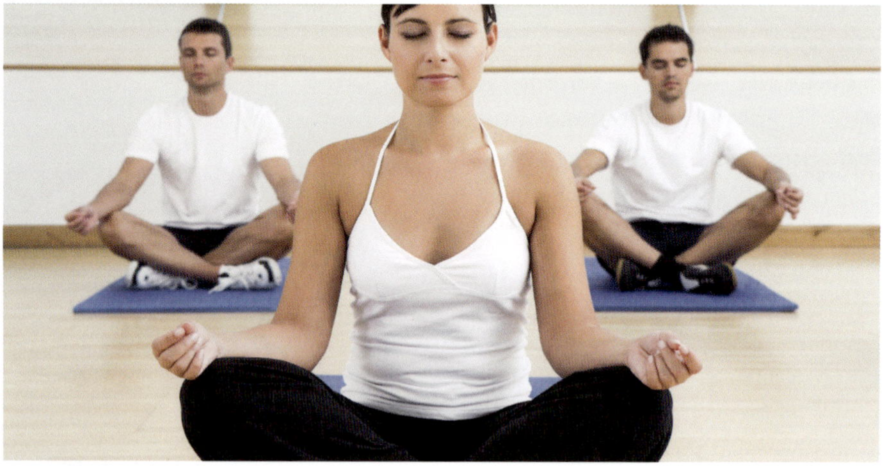

Es hilft schon, zumindest einmal vormittags und einmal nachmittags für ein paar Minuten Entspannungsübungen zu machen. Mittels Biofeedback-Messungen kann man nachweisen, dass schon wenige Minuten genügen, um Stressanzeichen abzumildern.

Eine unselige Allianz: Zucker und Stimulantien wie Koffein und Stress

Schwankende Blutzuckerspiegel und dabei vor allem die Unterzuckerung sind die Wurzel des Übels. Die Unterzuckerung äußert sich in Müdigkeit, Schweißausbrüchen, Schwindel, Konzentrationsmangel, Gedächtnisproblemen, Stimmungsschwankungen, Schlaflosigkeit und Übelkeit. Der Organismus setzt also alles daran, wieder zu Zucker zu kommen. Dazu hat er zwei Möglichkeiten: dem unbändigen Verlangen nach Zucker nachzugeben oder die Stresshormone zu erhöhen, was ja letztlich auch zu einer Blutzuckererhöhung führt.

»Am Morgen brauche ich meine Tasse Kaffee, um in die Gänge zu kommen« – bei einer Aussage wie dieser müssen wir leider schon von Abhängigkeit sprechen. Untersuchungen bestätigen: Wenn wir täglich 100 Milligramm Koffein konsumieren und das dann einmal nicht tun, können Symptome wie Kopfschmerzen, Müdigkeit und Konzentrationsschwierigkeiten auftreten. 100 Milligramm Koffein sind bereits in einer größeren Tasse Kaffee oder starkem Schwarztee enthalten, das ist also nicht viel. Der Energielevel sinkt bei Menschen, die an Koffein gewöhnt sind, stark ab, wenn das Koffein wegfällt – nach ungefähr einer Woche Enthaltsamkeit sind Energie und Laune aber deutlich besser als vorher.

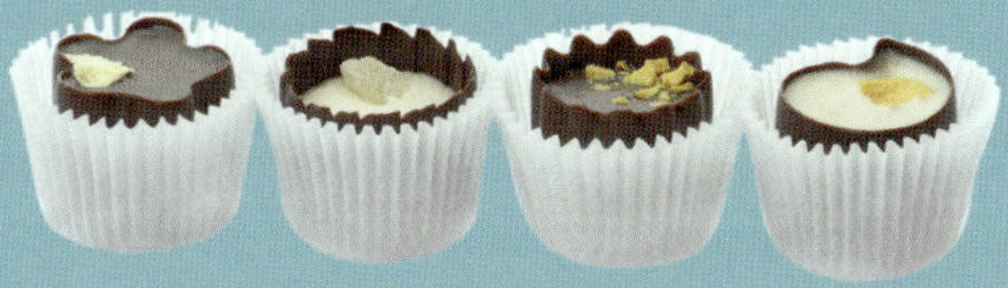

Schokolade vereint leider gleich zwei Problemfaktoren: Sie enthält Zucker und Stimulanzien.

Bei einer Abhängigkeit ist es sehr sinnvoll, zwei bis vier Wochen ohne die entsprechende Substanz auszukommen. Denn, wie bei – fast – allem gilt auch hier: Die Dosis macht den Unterschied. Gegen eine gelegentliche Tasse Kaffee oder Tee oder eine Rippe Schokolade ist nichts einzuwenden – allerdings als luxuriöser Genuss und nicht, weil es sein muss.

Auf diese Art werden auch die positiven Effekte des Koffeins wieder merkbar: Stimmungsaufhellung, sehr gute Konzentrationsfähigkeit und Wachheit – all das geht bei einem Gewöhnungseffekt leider verloren. Was bleibt, ist höchstens ein »Anti-Schlaf-Effekt«.

Die gute Nachricht lautet: Bei seltenerem Genuss ohne Abhängigkeit kann man die positiven Effekte wieder genießen – das betrifft jetzt ausschließlich die anregende Wirkung von Koffein. Kaffee und Tee, speziell grüner Tee, haben auch positive antioxidative Wirkungen – hier ist wirklich nur die Rede davon, dass Kaffee oder Tee nicht als Aufputschmittel betrachtet und verwendet werden sollten.

Dum spiro spero – so lange ich atme, hoffe ich.
Cicero

Entspannung – Balsam für das Gehirn

Wenn die Emotionen Amok laufen ist bewusstes Atmen, vielleicht auch in Verbindung mit Atemübungen, die beste Erste Hilfe. Hier einige Atemübungen, die entspannend und zugleich erfrischend wirken:

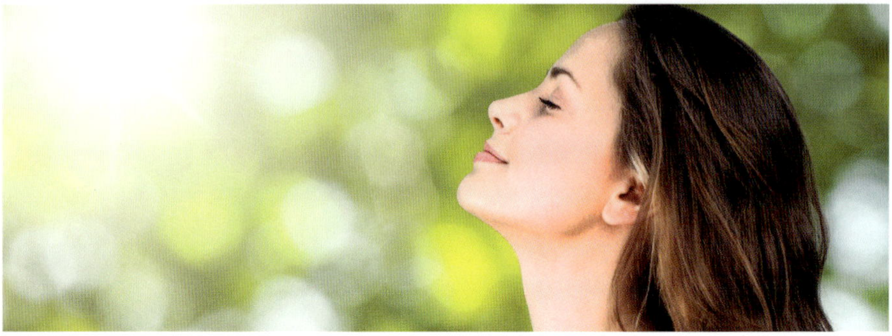

Diese einfache und kurze Übung sollte man einige Male am Tag immer wiederzwischendurch einbauen.

- Aufrecht hinsetzen, den Kopf hocherhoben, Unterkiefer und Schultern entspannen. Durch die Nase einatmen, den Atem kurz anhalten und dann – doppelt so lange wie man eingeatmet hat – durch den Mund ausatmen. Dabei den Kopf locker nach vorne fallen lassen. Wieder aufrichten und beim nächsten Zyklus den Kopf zur Seite fallen lassen. Dabei beachten, dass dies wirklich nur ein lockeres Hineinfallen ohne jede Anstrengung ist. Das nächste Mal den Kopf auf die andere Seite fallen lassen, dann wieder von vorne beginnen.

  Zur Unterstützung am besten im Geist mitzählen – insgesamt bis 8. Auf 1, 2 einatmen, 3, 4, den Atem anhalten und von 5 bis 8 ausatmen.

  Ideales Ziel: sechs Atemzüge pro Minute.

•••••

- Entspannt sitzen, Kopf aufrecht, Schultern entspannen.

  Durch die Nase einatmen und dann prononciert und mit einem seufzenden Geräusch ausatmen. Als Variante für die etwas Fortgeschritteneren: Mit einem Zischlaut so lange wie möglich ausatmen, wie wenn die Luft aus einem löchrigen Reifen entweicht.

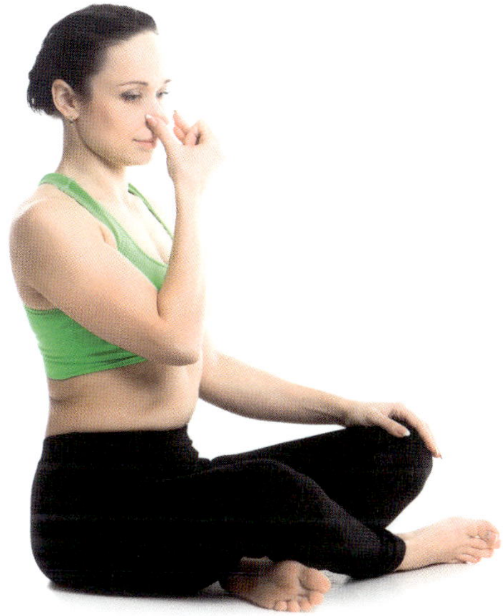

Die Wechselatmung ist aus dem Yoga entlehnt:

- Einen Finger locker auf das rechte Nasenloch legen, zuhalten und durch das linke Nasenloch einatmen.
- So lange wie ohne besondere Anstrengung möglich den Atem anhalten.
- Finger rechts loslassen, das linke Nasenloch zuhalten und durch das rechte ausatmen.
- Langsam durch das rechte Nasenloch einatmen.
- Atem anhalten.
- Finger loslassen, das rechte Nasenloch verschließen und durch das linke ausatmen.

Dies einige Male wiederholen.

Die Atemübung liest sich jetzt vielleicht komplizierter, als sie in Wirklichkeit ist. Wenn Sie alles »yogamäßig« ganz korrekt machen wollen, sollten Sie die rechte Hand zu einem sogenannten Mudra formen, den Daumen auf dem rechten Nasenloch haben und den vierten und fünften Finger auf dem linken.

Noch eine ganz berühmte Entspannungsübung

Die progressive Muskelentspannung nach Jacobson ist bestens etabliert, ihre Wirkung ist durch zahlreiche Studien abgesichert. Sie basiert darauf, dass bestimmte Körperteile in einer bestimmten Reihenfolge zuerst bewusst angespannt und dann entspannt werden. Die Anspannungsphase soll nur kurz dauern, die Entspannungsphase deutlich länger.

- Auf den Rücken legen, die Arme locker neben dem Körper. Auf einen gleichmäßigen Atem achten und, ganz wichtig, diesen auch während der ganzen Übung beibehalten, also während der Anspannungsphase normal weiteratmen. Jede Übung sollte zweimal gemacht werden.
- Klassischerweise beginnt man mit der rechten Hand. Man kann sie zur Faust ballen und wieder loslassen, dann folgt das Anspannen des rechten Unterarms, anschließend des Oberarms.
- Dasselbe macht man mit dem linken Arm, dann geht man zur Stirn weiter: Die Stirn anspannen – das geht am besten mit Stirnrunzeln.

- Dann die Augen zusammenkneifen und loslassen, Lippen oder Zähne zusammenbeißen ... Dann eine ganz wichtige Region: Hals und Nacken, in weiterer Folge Schultern, Rücken und Brustkorb. Dann die Bauchmuskeln (hier ist als Ausnahme ein Atemanhalten erlaubt), Oberschenkel, Unterschenkel, Füße.
- Wenn es Ihnen sympathischer ist: Die progressive Muskelentspannung nach Jacobson funktioniert genauso von unten nach oben, Sie können aber auch mit dem Kopf, also mit der Stirn beginnen.

Diese Übung eignet sich für zwischendurch, kann also zum Beispiel in einer Wartesituation oder während einer kurzen Pause durchgeführt werden – sogar im Sitzen oder Stehen. Die Kopf-, Hals- und Rücken-, Bauch- und Gesäßübungen funktionieren auch so. Und die Fußübungen kann man adaptieren, zum Beispiel die Zehen anspannen und den Ballen fest gegen den Boden drücken, anschließend auf der Ferse stehen und die Fußspitzen soweit wie möglich nach oben heben.

Powernap

Ganz ideal zur Entspannung dient der sogenannte Powernap, ein ganz kurzer Schlaf von maximal 20 Minuten, keinesfalls länger. Er regeneriert ungemein und wird in Japan oder den USA von Arbeitgebern teilweise sogar gefordert, weil sein Erholungswert wirklich enorm hoch ist. Falls möglich, kann man einen Powernap auch sehr gut an einem Tisch sitzend machen und den Kopf in die Arme legen.

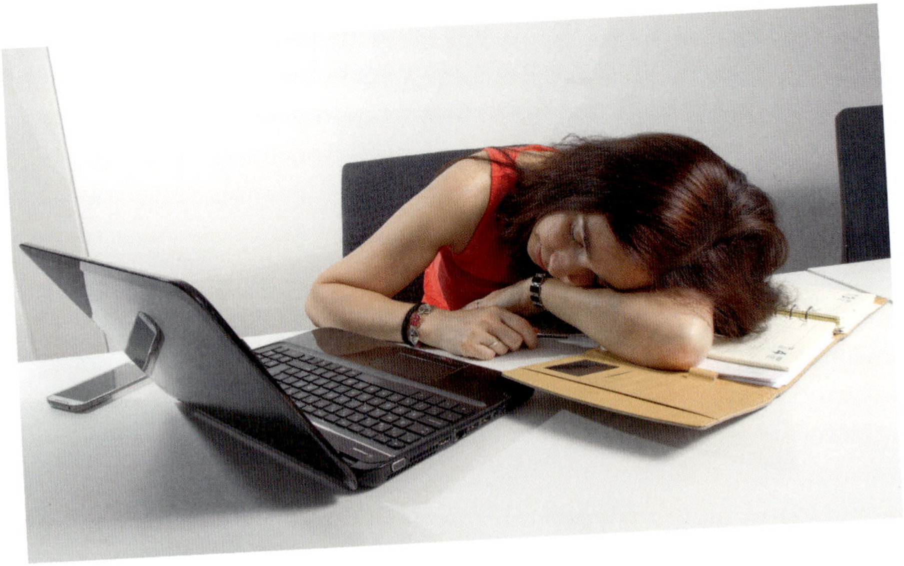

In der Ruhe liegt die Kraft

Nehmen Sie sich eine Tätigkeit vor, mit der Sie gut vertraut sind. Das kann etwas aus dem normalen Alltag sein oder, noch besser, auch etwas aus dem Sport, zum Beispiel ein imaginärer Golfschlag oder auch ein normaler Schritt. Machen Sie nun diese Bewegung in drei Varianten: zuerst in normalem Tempo, als nächstes in halbem Tempo und dann in extremer Zeitlupe. Beobachten Sie dabei wirklich jede Faser ihres Körpers, fühlen Sie in sich hinein, beachten Sie Spannungen, Gleichgewicht und Koordination.

Meditatives Gehen

Auch diese Übung kann ganz wunderbar ohne weiteren Zeitaufwand in den normalen Alltag integriert werden. Es geht darum, Atmung und Schritte zu synchronisieren. Man beginnt am besten damit, dass man zwei Schritte lang einatmet und anschließend zwei Schritte lang ausatmet. Wenn das gut klappt, kann man einen Atemzug auf jeweils vier Schritte ausdehnen und dann auf diese Weise fortfahren – so lange, wie es gerade noch bequem ist. Ist dieser Punkt erreicht, werden die Atemzüge auf die gleiche Art und Weise wieder verkürzt. Falls Sie eine längere Gehstrecke vor sich haben, ist es sinnvoll, den Rhythmus in einer Art Meditation auszuwählen. Achten Sie darauf, dass Sie den Rhythmus angenehm finden, und bleiben Sie dabei.

Ballspielen – einmal anders

Stehen Sie in einer bequemen Stellung, die Füße parallel und circa eine Schulterbreite auseinander. Sie sollten einen festen Stand haben, ruhig und gleichmäßig atmen.

Schließen Sie die Augen, heben Sie langsam Ihre Arme, und führen Sie Ihre Hände vor der Brust zusammen. Legen Sie die Handflächen aneinander. Dann ziehen Sie die Hände langsam auseinander. Erspüren Sie dabei das Energiefeld, das sich zwischen Ihren Händen aufbaut. Wenn Sie die Hände ungefähr in Schulterbreite geöffnet haben, stellen Sie sich vor, dass Sie einen Ball in Händen halten. Bewegen Sie die Hände dann langsam, so als wollten Sie den Ball vor sich drehen oder von allen Seiten begutachten. Wenn Sie wollen, können Sie ihm in Ihrer Vorstellung auch eine Farbe geben.

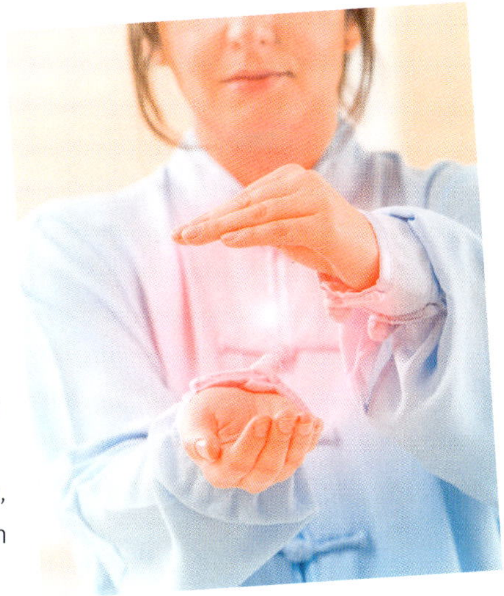

Beenden Sie diese Übung, indem Sie die Hände senken, dabei die Handflächen vorerst parallel zum Boden halten und erst wenn die Arme ausgestreckt sind, loslassen.

Sich selbst Zeit schenken

Viele Menschen kommen heute – auch am Wochenende und im Urlaub – kaum wirklich zu innerer Ruhe. Die Arbeitshektik läuft in der Freizeit weiter wie ein Motor, den man nicht abstellen kann. Wenn wir wieder zu uns kommen wollen, müssen wir als erstes lernen, uns selbst im Nichtstun zu ertragen. Weil das so schwerfällt, lernen die meisten Menschen »nutzlose« Unterbrechung nur kennen, wenn ihr Körper sie dazu zwingt, weil er krank wird. Wenn uns eine Grippe niederwirft, eine starke Migräne es unmöglich macht, unseren Zeitplan einzuhalten, wissen wir meist sehr genau: Der Körper ist schlauer als wir selbst. Und nicht selten reagieren wir – trotz Schmerzen – erleichtert darauf, dass wir auf diese Weise eine Pause »geschenkt« bekommen haben. Wenn wir uns selbst regelmäßig ungeplante Zeit schenken, brauchen wir keine Krankheiten mehr, um uns selbst in unseren inneren Bedürfnissen zu spüren.

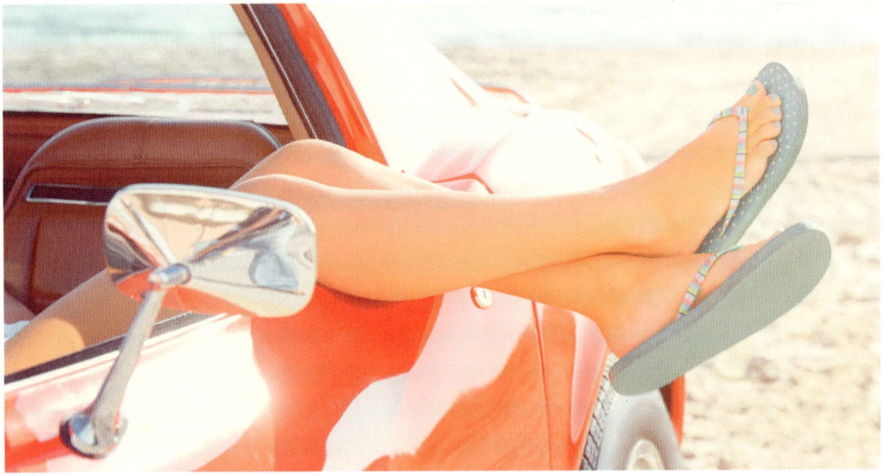

SCHLAF

Schlaf ist lebensnotwendig und für die Erholung unerlässlich. Konzentration, körperliche Leistungsfähigkeit, Erinnerungsvermögen und Reaktionszeit sind nur einige Parameter, die durch ein Schlafdefizit beeinträchtigt werden können.

Vor der Erfindung der Glühbirne schliefen die Menschen wesentlich länger, man geht von ungefähr zehn Stunden pro Nacht aus. Heutzutage schlafen die meisten Menschen maximal sieben Stunden, was häufig zu wenig ist.

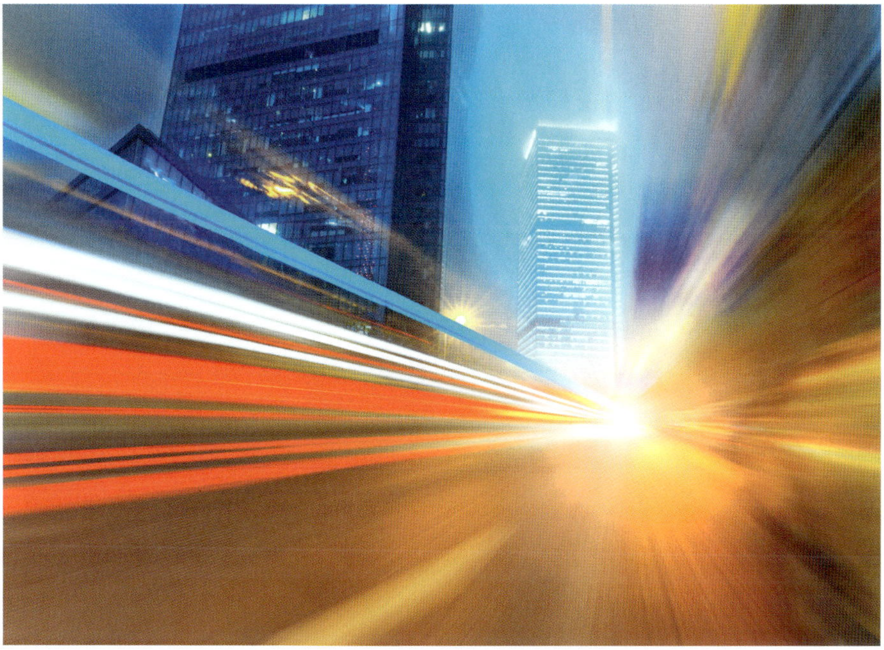

Der Tag kann durch künstliche Beleuchtung sehr einfach verlängert werden, und die meisten Menschen nutzen diese vermeintliche Chance. Sie tun ihrer Gesundheit damit aber nichts Gutes. Es gibt zahlreiche wissenschaftliche Studien, die mögliche Folgen von zu wenig Schlaf beschreiben: So wurden zum Beispiel gesunde junge Probanden getestet. Eine Gruppe schlief sechs Tage hindurch nur vier Stunden pro Nacht, die andere durfte zwölf Stunden schlafen. Bei den Wenigschläfern stiegen die Entzündungsparameter an, die Hormone, die das Hunger- und Sättigungsgefühl regeln, gerieten vollkommen aus dem Gleichgewicht, der Kohlenhydratstoffwechsel bewegte sich in Richtung einer Insulinresistenz, der Blutdruck wurde höher und der Sympathikus-Anteil des vegetativen Nervensystems gewann die Oberhand.

Die negativen Folgen solcher Zustände sind mittlerweile hinlänglich bekannt: Es kommt zu einer Abnahme der kognitiven Funktionen und zu einem erhöhtem Risiko für Alzheimer und Herz-Kreislauf-Erkrankungen. Und das Durcheinander der appetitregulierenden Hormone führt außerdem zu Gewichtszunahme und Fettleibigkeit. Die meisten Untersuchungen belegen, dass eine Beeinträchtigung der kognitiven Funktionen bei einer regelmäßig unter sieben Stunden liegenden Schlafdauer zu bemerken ist.

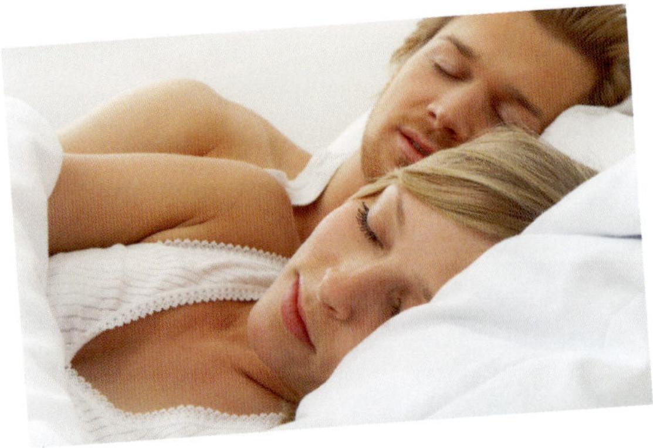

Wie lange soll man schlafen?

Neugeborene: 14–17 Stunden
Säuglinge bis 1 Jahr: 12–15 Stunden
Kleinkinder: 11–14 Stunden
Vorschüler: 10–13 Stunden
Schulkinder: 9–11 Stunden
Teenager: 8–10 Stunden
Junge Erwachsene: 7–9 Stunden
Alte Menschen: 7–8 Stunden

Was tun, wenn man nicht schlafen kann?

Ich will ja schlafen, bin sehr müde, aber kaum liege ich im Bett … Ich schlafe sofort ein, wache aber spätestens nach vier Stunden auf und kann dann nicht mehr einschlafen … Diese und noch viele weitere Varianten der Schlaflosigkeit kennen wir. Guter Schlaf ist also keine Selbstverständlichkeit.

Ein häufiges Problem sind die vielen Gedanken, die auftauchen, kaum liegt man im Bett. Was war denn heute? Hätte ich das vielleicht doch anders machen sollen? Morgen, was wird denn da sein? Wird alles so laufen, wie ich mir das vorstelle? Den verschiedensten Varianten unseres Kopfkinos sind keine Grenzen gesetzt. Was gegen diese Gedanken hilft? Sehr oft konzentrierte Aufmerksamkeit.

Übung vor dem Einschlafen

Auf den Rücken legen. Gleichmäßig atmen und zwar folgendermaßen: Durch die Nase einatmen und bis 4 zählen, dann durch den Mund ausatmen, wieder bis 4 zählen. Die linke Hand auf die Brust legen und den Herzschlag spüren, einige Minuten so weiteratmen und auf den Herzschlag konzentrieren. Dann die rechte Hand auf den Bauch legen, knapp unterhalb des Nabels, weiteratmen, sich auf den Bauch konzentrieren und dort den Herzschlag spüren.

Eine weitere Variante

Bequem auf den Rücken legen, das Bewusstsein auf den Körper richten. Oberstes Gebot: Keine Gedanken darüber machen, ob diese Übung funktionieren wird. Einfach machen und beobachten!

Wie fühlt sich der Druck der Unterlage auf meinem Körper an? An welchen Stellen spüre ich ihn am meisten? Dann die Aufmerksamkeit auf die Füße richten und ein angenehmes Schweregefühl spüren. Auf diese Art den ganzen Körper durchgehen

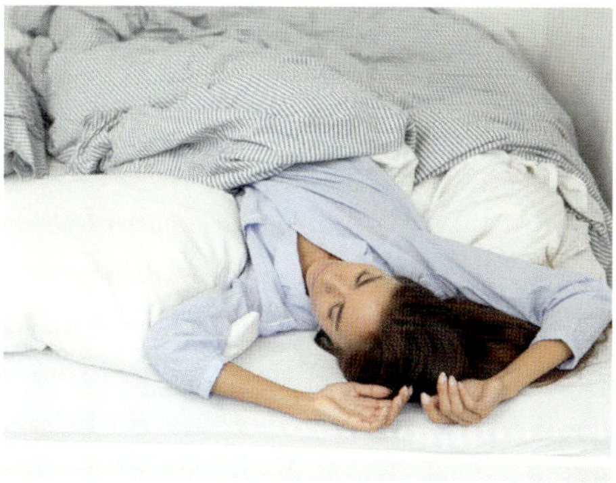

und durch die Vorstellung eines Schweregefühls die Anspannungen in den einzelnen Körperteilen loslassen. Im so erreichten tiefen Entspannungszustand lassen sich auch sehr gut Visualisierungen einbauen. Denken Sie an etwas, das Sie sich wünschen, oder an etwas Schönes aus der Vergangenheit, es sollten jedenfalls angenehme Bilder sein.

Vermischtes – weitere bewährte Einschlafhilfen

- Manchmal kann es auch helfen, eine kleine Prise der Aminosäure Glycin unter die Zunge zu nehmen. In einer Studie konnte für Glycin, das ja ein sogenannter hemmender Hirnbotenstoff ist, eine sehr gute schlafanstoßende Wirkung nachgewiesen werden. Ein Viertel Teelöffel wäre eine gute Dosis für diesen Versuch.
- Probieren Sie aus, welche Raumtemperatur für Sie angenehm ist. Ein guter Richtwert sind etwa 20 Grad Celsius, für Sie persönlich kann das aber auch ganz anders sein.
- Jetzt noch ein etwas ungewöhnlich scheinender Tipp nach Bodo Kuklinski, einem der führenden Mitochondrien-Mediziner: Essen Sie knapp vor dem Schlafengehen noch ein sogenanntes »Spätstück«. Es sollte sehr fett sein und möglichst wenig bis keine Kohlenhydrate enthalten. Die Idee hinter dieser Maßnahme: Sehr oft führt auch ein großer Energiemangel zu massiven Schlafstörungen. Die Mitochondrien, also die Energiezentralen der Zellen, sind dann in ihrer Funktion stark eingeschränkt, und der Organismus hat nicht mehr genügend Energie, um sich zu regenerieren. Kohlenhydrate könnten die Zellen in dieser Situation gar nicht gut aufnehmen (Insulinresistenz), Fette bringen den Mitochondrien aber Energie. Dr. Kuklinski empfiehlt zum Beispiel Butter mit etwas Brot. Wenn Sie konsequent kein Brot essen wollen, dann bietet sich auch Mandelbutter mit einem Stück Gemüse an. Das mag jetzt ketzerisch klingen, aber letztlich haben wir Fette ja schon im Ernährungskapitel rehabilitiert.

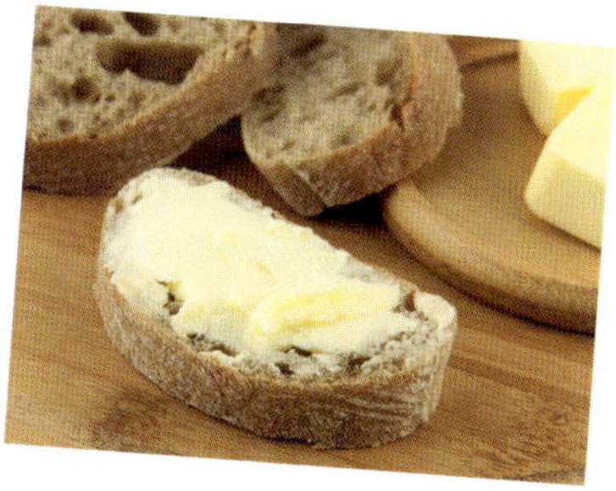

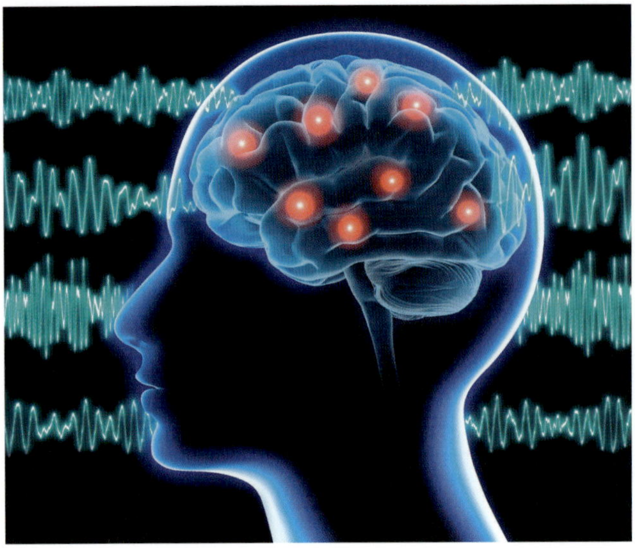

- Musik im Alpha-Rhythmus: Schon zu Lebzeiten von Johann Sebastian Bach wusste man, dass die passende Musik das Einschlafen wunderbar unterstützen kann. Barockmusik eignet sich dazu ganz besonders gut, vermutlich wegen des ziemlich konstanten Rhythmus. Angeblich hat Bach seine berühmten Goldberg-Variationen für seinen Schüler, den Cemablisten Goldberg, komponiert, damit dieser sie seinem fürstlichen Arbeitgeber als Einschlafhilfe vorspielen konnte. Musik als Einschlafhilfe ist einen Versuch wert, es gibt unzählige CDs, die den entspannenden Alpha-Rhythmus einleiten.
- Dunkel ins Licht: Sehr oft ist es heutzutage für unseren Organismus schwierig, einen Tag-Nacht-Rhythmus zu finden. Unser moderner Lebensstil hindert uns daran, entsprechende Signale an unseren Körper zu senden.

Unter diesen Umständen ist es leicht verständlich, dass sich der Organismus nicht mehr auskennt.

Untertags sitzen wir in dunklen Räumen, die mehr oder weniger gut beleuchtet sind, abends ist es dafür fast heller als untertags.

Das lässt sich auch am Melatoninspiegel im Blut bzw. Speichel ablesen. Melatonin ist das Hormon, das für den Tag-Nacht-Rhythmus zuständig ist. Für die Produktion von Melatonin muss man genügend Tryptophan, eine essenzielle Aminosäure, zur Verfügung haben. Man kann Melatonin auch direkt einnehmen, sprechen Sie einmal mit Ihrem Arzt oder Ihrer Ärztin darüber. Ein Versuch zahlt sich sehr oft aus.

Sehr sinnvoll ist es auch, speziell im Winter, morgens für etwa 20 Minuten spezielle Tageslichtlampen zu verwenden. Das erhöht zunächst einmal Stimmung und Konzentration und gibt dem Organismus zusätzlich das Signal, dass es Tag geworden ist – so wird ein wichtiger Impuls Richtung Tag-Nacht-Rhythmus gesetzt.

Es gibt auch wunderbare Lichtwecker, die abends langsam das Licht ausblenden und morgens dadurch wecken, dass sie immer heller werden, also so etwas wie einen Sonnenaufgang zur gewünschten Zeit direkt ins Schlafzimmer bringen.

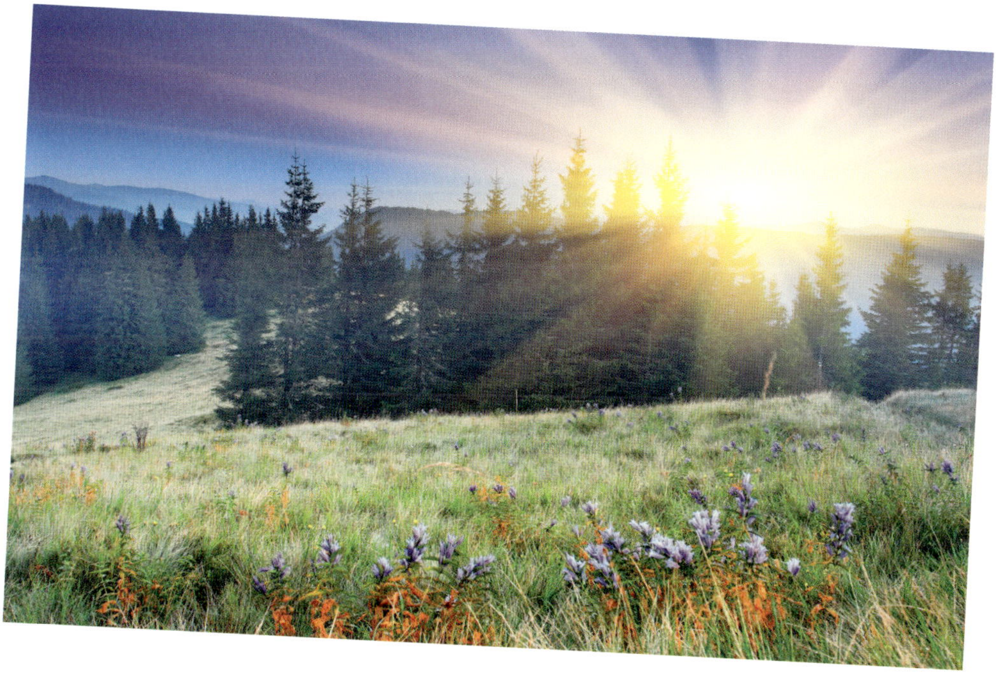

Es spricht übrigens gar nichts gegen eine Kombination verschiedener Methoden. Eine ärztliche Abklärung von Schlafstörungen ist ohnehin selbstverständlich, wenn sie über längere Zeit bestehen bleiben.

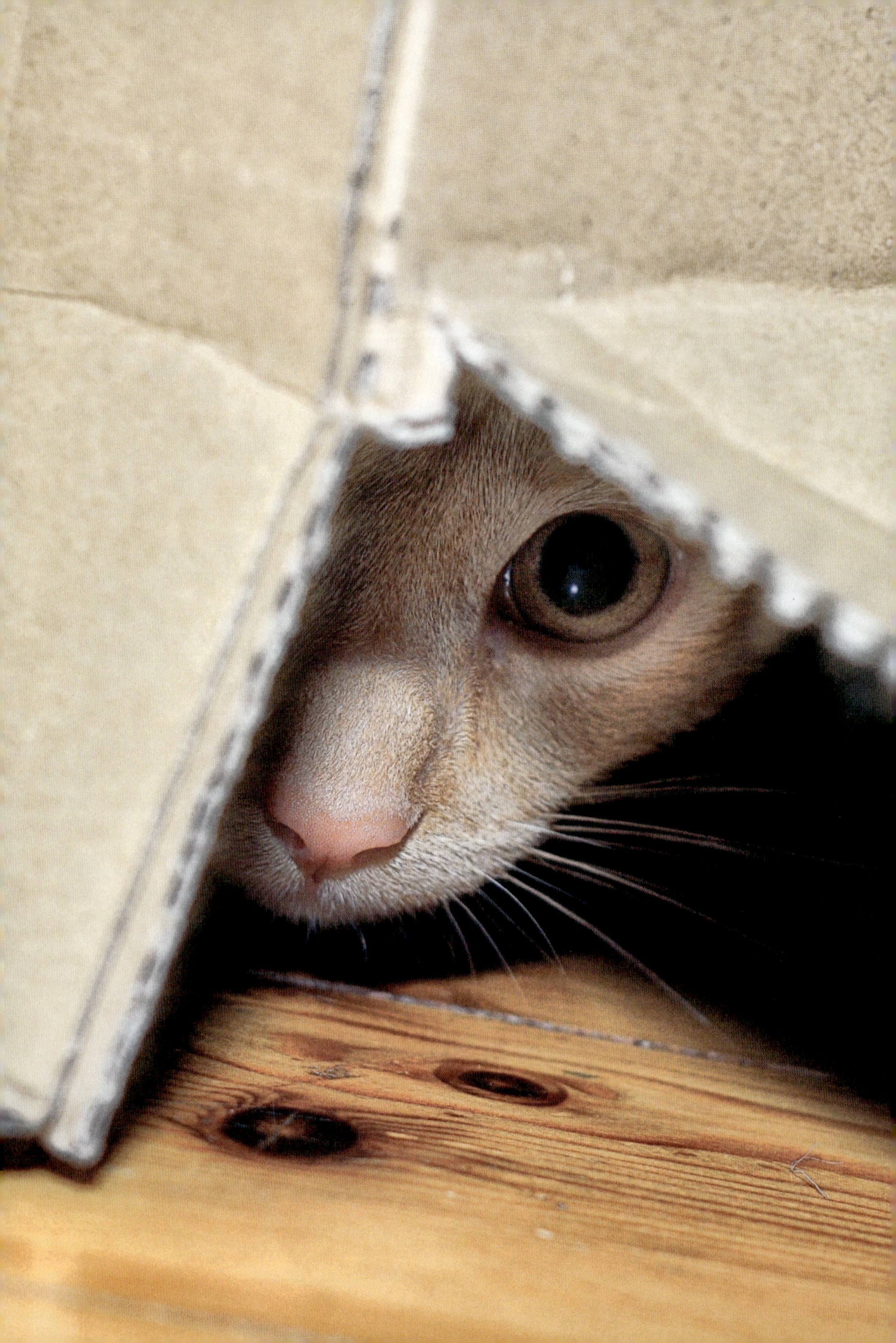

Was Macht hat, mich zu verletzen,
ist nicht halb so stark wie mein Gefühl, verletzt werden zu können.
William Shakespeare

Die dumpfe Brille der Angst

Wenn die Angst unseren Alltag so sehr in Beschlag nimmt, dass sie wie ein Damoklesschwert über unseren Köpfen hängt, dann haben wir es mit jener Angst zu tun, die der biblische Jesus den Menschen nehmen wollte. Seine Worte »Habt Mut! Fürchtet euch nicht!« eliminieren die Angst nicht und reden sie auch nicht klein. Sie relativieren sie aber und nehmen ihr die alleinige Vormachtstellung im Epizentrum menschlichen Fühlens und Empfindens. Die dumpfe Brille der Angst ist dadurch nicht mehr die einzige Perspektive des Lebendigen. Gegen die alles lähmende Angst setzt der Wanderprediger aus Nazareth den Glauben, die Hoffnung und die Liebe als die stärkeren Trümpfe. Diese drei Tugenden sind das biblische Alternativprogramm gegen die lähmende Angst, die dem Menschen die innere Freiheit nimmt, sein Leben als geschenktes in die Hand zu nehmen und sich von Krisen, Rück- und Schicksalsschlägen nicht entmutigen zu lassen. »Warum haben wir Angst vor Männern, die Angst vor Frauen haben, die Angst vor uns haben?«, fragte die Maus ihre Mutter. Dieser Satz skizziert das Problem der Angst sehr treffend, weil er den Teufelskreis der Angst vor der Angst bildhaft beschreibt.

Angst hat durchaus positive Seiten. Sie ist ein Frühwarnsystem der Seele, weil sie dafür sorgt, Gefahren rechtzeitig erkennen und adäquat darauf reagieren zu können. Nicht die Angst also ist das Problem, sondern ihr Ausmaß und die inneren Gründe, die dazu führen.

Angst kann dein Leben retten, aber sie kann es auch massiv einschränken.

Viele Ängste bündeln sich in Überzeugungen, die mit realen Gefahren nicht das Geringste zu tun haben, sondern lediglich in unserer Vorstellung existieren. Wir haben

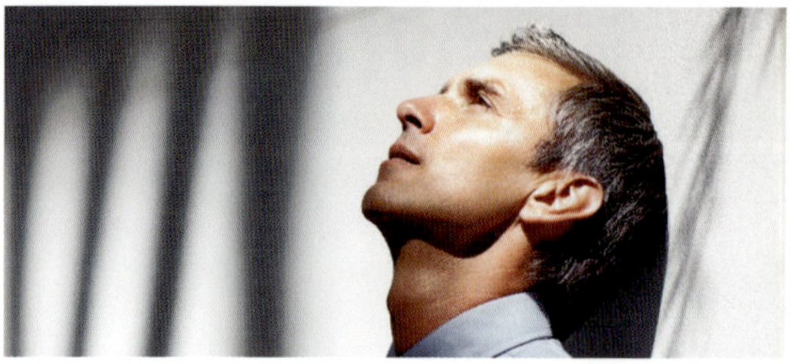

- Angst, zu versagen,
- Angst, uns eine Blöße zu geben,
- Angst, abgelehnt zu werden,
- Angst, unser Gesicht zu verlieren,
- Angst, verletzt zu werden ...

Die Liste ließe sich endlos weiterführen.

Manchmal werden diese Ängste, mit denen wir uns hier näher beschäftigen wollen, rationalisiert und hinter Sätzen wie zum Beispiel »Das lohnt sich nicht«, »Das ist nichts für mich«, »Das kann ich nicht« etc. versteckt.

ERKENNEN – KONFRONTIEREN – ELIMINIEREN

Indem ich mich zwinge, mich nicht zu fürchten, kann ich die Angst nicht unter Kontrolle bringen. Wohl aber kann ich dieser Angst ins Angesicht sehen und versuchen, sie zu benennen. Was benannt wird, kann gebannt werden. Wer davonläuft, bevor er die Gefahr geprüft hat, wird nie feststellen können, wie stark der Verfolger ist. Die Angst, der ich mich stelle, der ich ins Angesicht sehe, verliert einen großen Teil ihrer Macht über mich! Auch wenn es vordergründig schwerfällt: Ich stelle mich meiner Angst, schaue sie an, frage sie, woher sie kommt und warum sie gerade bei mir anklopft. Für solche Fragen eignet sich ein »innerer Dialog«, für den ich mir in einer »Konferenz mit meiner Angst« an einem ruhigen Platz zehn Minuten Zeit nehme.

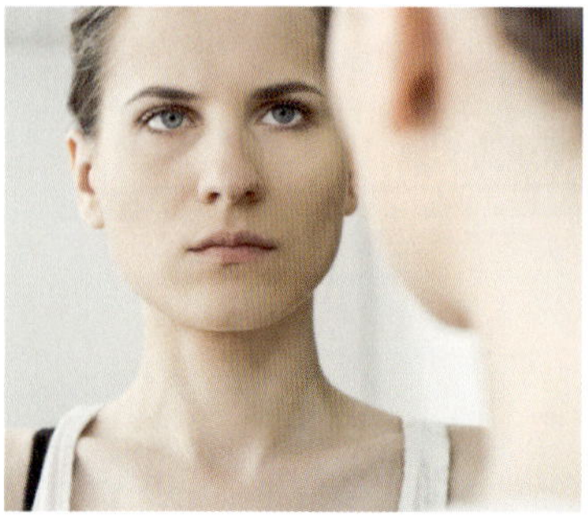

Dabei frage ich mich:

- Wovor habe ich Angst?
- Ist mir diese Angst schon einmal begegnet?
- Wenn ja, wie habe ich das letzte Mal darauf reagiert?
- Wenn nein, was könnte mir diese Angst sagen wollen?
- Was erzähle ich einem mir vertrauten Menschen davon?
- Was würde dieser vertraute Mensch mir jetzt antworten?

Wichtig dabei ist, den richtigen Ort zu wählen und sich zu fragen: In welchem Raum meines »inneren Hauses« führe ich dieses Gespräch? Die Übung funktioniert am besten in einem imaginierten Besprechungszimmer, nicht im Wohnzimmer, auf keinen Fall im Schlafzimmer – so schütze ich mich gedanklich davor, Tag und Nacht von der Angst in Geiselhaft genommen zu werden.

WEITERE STRATEGIEN GEGEN DIE ANGST

Machen Sie Entspannungs- und Atemübungen

(wie im Kapitel über Stress beschrieben): Angst und langsames Atmen passen nicht zusammen. Und nachdem Körper und Seele zusammengehören, kann der Atem ein wichtiger Ansatzpunkt sein.

Konzentrieren Sie sich auf Ihren Körper

Beobachten Sie, ohne zu werten, Ihren Atem, registrieren Sie Ihre Gefühle im Bauch, fühlen Sie in Ihre Füße und deren Verbindung zum Boden, nehmen Sie die Unterlage wahr, auf der Sie sitzen. Und das alles mit besonderer Aufmerksamkeit und Konzentration.

Statten Sie dem Reich Ihrer Gedanken einen kritischen Besuch ab

Jeder unserer Gedanken bewirkt ein Gefühl. Unsere Gedanken sind wirkende Mächte, sie entscheiden über das Ausmaß unserer Ängste und damit über unsere Lebensqualität. Wenn ich immer nur das Schrecklichste erwarte, wird auch mein Leben schrecklich sein. Positive Gedanken erzeugen positive Gefühle. Diese Gefühle verwandeln Angst in Mut, Furcht in Zuversicht. Das kann man bewusst üben und auf diese Art alte Bahnen ab- und neue aufbauen.

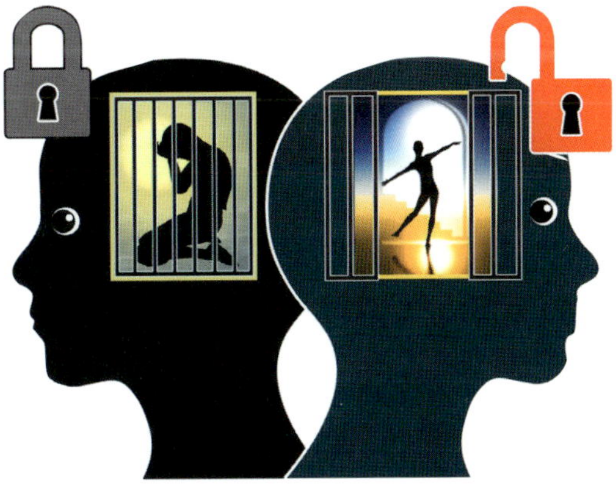

Es ist wichtiger, mit den Ängsten umzugehen, denen du in deinem täglichen Umfeld und im Kontakt mit anderen Menschen begegnest, als die ausgefallensten Mutproben zu bestehen. Betrachte also gerade diese Ängste als deinen ganz besonderen Schatz, der dir die Möglichkeit bietet, zeigen zu können, was du kannst.

Schaffen Sie Distanz – mit Humor:

Wie kann ich denn über meine Ängste lachen? Auch wenn es auf den ersten Blick vielleicht absurd erscheint, es ist auf jeden Fall einen Versuch wert, der Angst mit Humor zu begegnen – auch das ist Übungssache. Oft funktioniert es, wenn man die Angst bis weit ins Lächerliche hinein übersteigert. Wenn das gelingt, ist der größte Teil der Angstbewältigung geschafft!

Gute Witze enthüllen, was Ideologien verbergen. Sie entwerten oder relativieren, was idealisiert wird. Und sie werten so manches auf, was im herrschenden Bewusstsein abgewertet wird.

Gute Witze sind »Kleinkunstwerke besonderer Art«, weil sie sich der »hergestellten Dummheit« (Alexander Mitscherlich) entziehen und sie entlarven. Das Großartige des Humors liegt nach Sigmund Freud in der siegreich behaupteten Unverletzlichkeit des Ichs. »Das Ich verweigert es, sich durch die Veranlassungen aus der Realität zu kränken, zum Leiden nötigen zu lassen«.

Untersuchungen zeigen, dass nach ausgiebigem Lachen zum einen die körpereigene Hormonproduktion gesteigert wird und zum anderen die Zirkulation gewisser Immunsubstanzen für Stunden erhöht ist. Herzhaftes Lachen übt also auf das neurovegetative System eine Schockwirkung aus, die das gesamte Herz-Kreislauf-System aktiviert. James Walsh, Professor für Medizin an der Fordham University in New York, veröffentlichte 1928 ein Buch unter dem Titel »Laughter and Health« (Lachen und Gesundheit). Er schrieb, dass »die Widerstandskraft des Organismus gegen Krankheit erhöht« wird, wenn ein Mensch häufig und regelmäßig lacht.

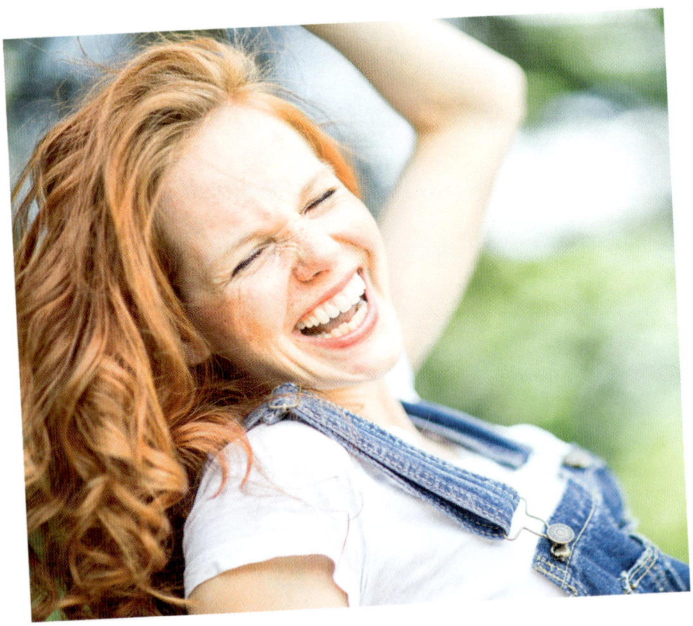

ALFRED ADLER UND DIE HEITERE GELASSENHEIT

Die Bedeutung einer humorvollen, heiteren Gemütsverfassung als Ausdruck seelischer Gesundheit wurde vom österreichischen Arzt und Psychotherapeuten Alfred Adler immer wieder herausgestellt. Dies mag zunächst ein Ausdruck seiner eigenen Lebenseinstellung gewesen sein, die – ganz im Gegensatz zur zurückhaltenden Behandlungspraxis Freuds – von augenzwinkernder, fröhlicher Offenheit geprägt war. Adler begründet diese humorvolle Offenheit mit Hinweisen auf die »sozial verbindenden Affekte« der Freude und Heiterkeit. Sie sind für ihn wichtige Kennzeichen psychischer Gesundheit. Heitere Menschen sind gute Menschen, sagt Adler: »Es sind Menschen, die (...) nicht immer bedrückt und besorgt einhergehen, auch die andere nicht immer zum Objekt und Träger ihrer eigenen Sorgen machen, die es über sich bringen, im Zusammensein mit anderen Heiterkeit auszustrahlen, das Leben zu verschönern und lebenswerter zu machen. Man spürt den guten Menschen nicht nur in ihren Handlungen, in der Art, wie sie sich uns nähern, mit uns sprechen, auf unsere Interessen eingehen und für dieselben wirksam sind, sondern auch in ihrem ganzen äußeren Wesen, in ihren Mienen und Gebärden, in freudigen Affekten und in ihrem Lachen. Ein tiefblickender Psychologe, Dostojewski, sagt, dass man einen Menschen am Lachen viel besser erkennen könne als aus langwierigen psychologischen Untersuchungen.«

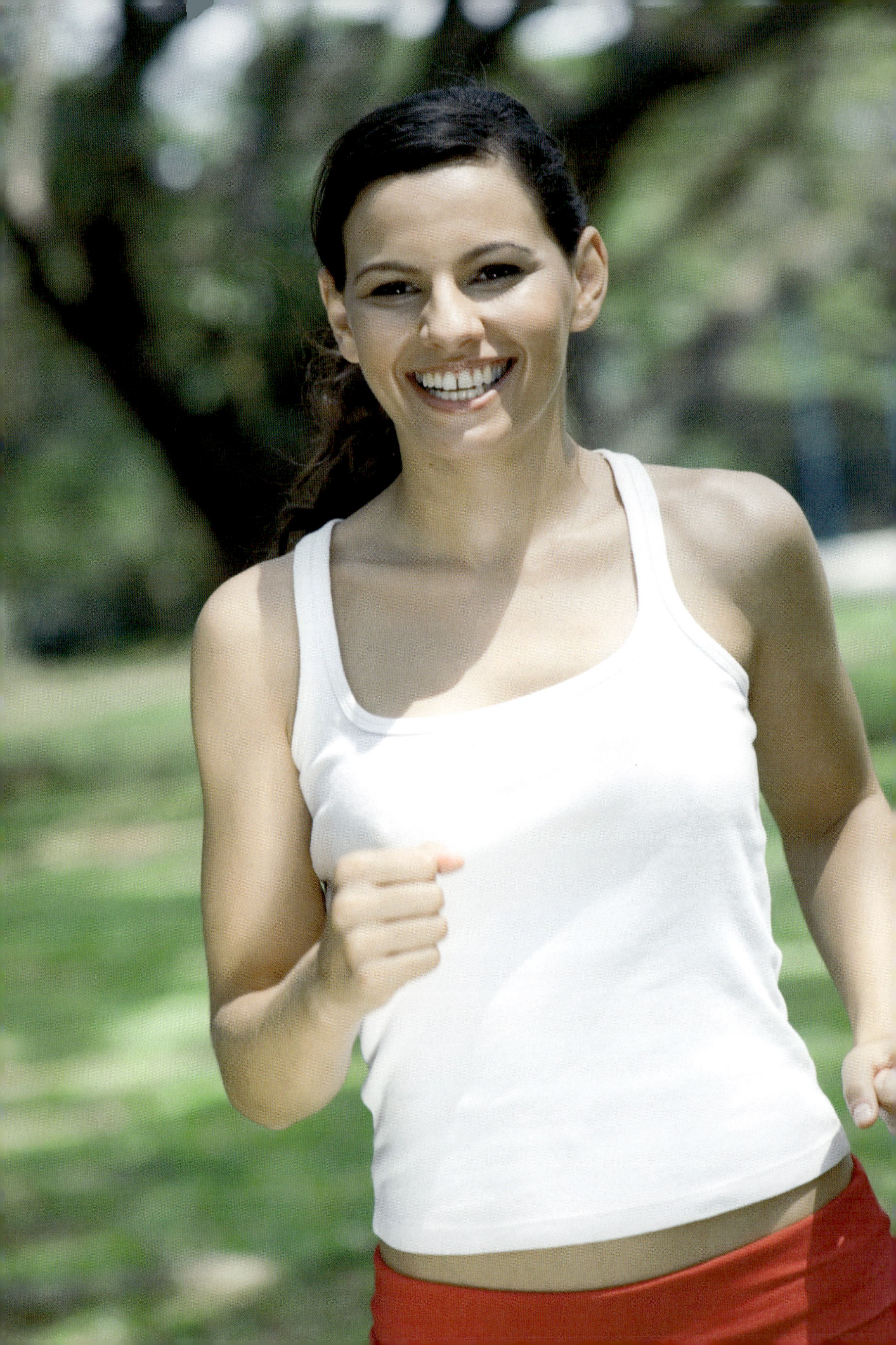

Beweggründe

Jeder weiß es: Bewegung ist gesund. Also, selbst auf die Gefahr hin zu langweilen, seien hier zum Einstieg ein paar nüchterne Fakten, Zitate aus der mehr als eindeutigen Studienlage, aufgezählt – ohne Anspruch auf Vollständigkeit:

- Regelmäßige Bewegung senkt das Risiko für Arteriosklerose, Osteoporose, Schlaganfälle und Depressionen.
- Regelmäßiges aerobes Training (siehe Seite 99) verringert den kognitiven Verfall und das Risiko für Demenz.
- 1740 ältere Erwachsene wurden sechs Jahre lang beobachtet, diejenigen, die mindestens dreimal pro Woche trainiert hatten, litten signifikant seltener an Demenz.
- Körperliches Training fördert in besonderem Maße das Hirngewebe im Hippocampus und im Stirnlappen.
- In einer der größten wissenschaftlichen Studien, die den Gesundheitszustand von mehr als 120.000 Krankenschwestern seit über 40 Jahren beobachtet, wurde bewiesen: Regelmäßige Bewegung verbesserte Gedächtnisleistung und Konzentrationsfähigkeit signifikant und führte zu flüssigerem Sprechen.
- Körperliche Aktivität führte zu einem um 20 Prozent verminderten Risiko für kognitive Einschränkungen.
- Schon moderates Gehen, dreimal pro Woche für 50 Minuten, führte zu einem größeren Hirnvolumen und einer besseren Hirnleistung. Die Werte konnten noch einmal um 20 Prozent verbessert werden, wenn die Studienteilnehmer in grüner Natur, statt in der Stadt spazieren gingen.
- Krafttraining hatte bei älteren Personen einen signifikanten gesundheitlichen Nutzen.
- Eine Studie, die in einem Beobachtungszeitraum von fünf Jahren an über 24.000 amerikanischen Ärzten durchgeführt wurde, zeigte: Wer sich auch nur einmal pro Woche so bewegte, dass er ins Schwitzen kam, konnte das Risiko, an Diabetes zu erkranken, um 23 Prozent senken.

Die Studienlage ist also eindeutig, diese Liste könnte fast unendlich fortgesetzt werden. Eigentlich wissen alle Bescheid, fast jeder fasst mehr oder weniger oft gute Vorsätze, und dennoch bewegen sich nur circa zehn Prozent der Erwachsenen ausreichend. Circa 50 Prozent aller Erwachsenen betätigen sich überhaupt nicht sportlich!

Vielleicht sind viele der guten Vorsätze von vornherein zu hoch geschraubt. Täglich mindestens 30 Minuten Ausdauertraining und dann noch ins Fitnessstudio ... Das führt in der Regel zu Argumenten wie: Das mache ich dann, wenn das laufende Projekt abgeschlossen ist, die Kinder nicht mehr so betreuungsintensiv sind, die Reisetätigkeit weniger ist ... und was es noch so an Argumenten gibt. Da sich die Lücken an Zeit für die guten Vorsätze in der Regel nicht von selbst auftun, lässt man es oftmals gleich bleiben und wartet auf bessere Zeiten. Unverständlich, angesichts der vielen positiven Wirkungen.

BEWEGUNG UND GEHIRN – EINE WUNDERBARE PARTNERSCHAFT

Wie oben genannte Ergebnisse zeigen, hat körperliche Betätigung große Auswirkungen auf unser Gehirn, sie beeinflusst die gesamte Hirnaktivität.

- Regelmäßige Bewegung halbiert das Risiko, an Alzheimer zu erkranken.
- Botenstoffe werden direkt beeinflusst – zum Beispiel Dopamin und Serotonin, die für Glücksgefühle, Entspannung oder sogar Euphorie sorgen. Gerade in diesem Zusammenhang ist eine gewisse Regelmäßigkeit besonders wichtig. Es bringt nichts, einmal pro Monat bis zur Erschöpfung zu trainieren.
- Der BDNF, unser Gehirnwachstumsfaktor, steigt signifikant an.
- Das Wachstum neuer Nervenzellen wird angeregt. Dies spielt eine entscheidende Rolle bei der Stressbewältigung und Prophylaxe gegen Alzheimer und Depression. Bewegung verbessert Depressionen nachhaltig.
- Der Verfall des Gehirns kann aufgehalten werden – es kann sogar einiges »in Richtung Jugendlichkeit« getan werden. Regelmäßiges Training hilft selbst dann noch, wenn schon Anzeichen für kognitive Einschränkungen merkbar sind.
- Die Sauerstoffversorgung im Gehirn wird enorm verbessert.
- Gedächtnis, Reaktionsgeschwindigkeit sowie räumliches und logisches Denken verbessern sich.
- Bewegung wirkt Entzündungen entgegen.

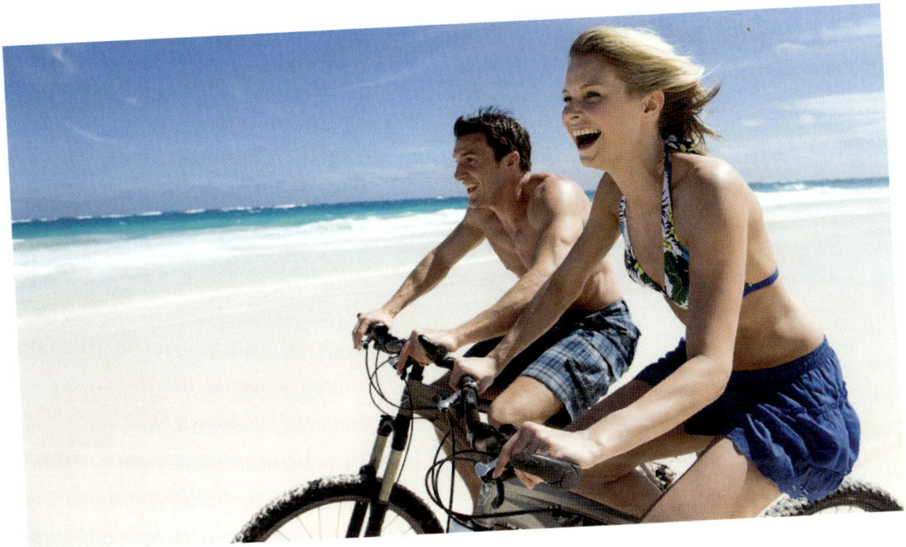

- Der Einfluss auf unsere Stimmungslage ist nachhaltig, möglicherweise durch die Ausschüttung von Substanzen, die stimmungsaufhellend sowie schmerzstillend und beruhigend wirken. Etwas überspitzt formuliert: Training aktiviert unser körpereigenes Opium, Haschisch und Valium.
- Schon ein Training pro Woche senkt die Insulinresistenz signifikant.

ES IST NIE ZU SPÄT!

In unserem »Hirntrainingsprogramm« hat Bewegung eine hohe Priorität. Wenn man also gezwungen wäre, sich aus den in diesem Buch vorgestellten Maßnahmen nur eine kleine Auswahl auszusuchen, dann sollte Bewegung definitiv dabei sein – sie ist überaus wirkungsvoll, billig und frei von unerwünschten Nebenwirkungen.

Es ist nachgewiesen, dass man eine schlechtere Ausgangslage hinsichtlich der genetischen Ausstattung nicht nur mit Ernährung, sondern auch mit Bewegung wirkungsvoll austricksen kann.

Bewegung kann definitiv unsere DNA verändern. Noch dazu, wo wirklich wenig genügt und ein Beginn auch noch in hohem Alter etwas bringt – wie die Studienergebnisse eindeutig zeigen. Menschen, die älter als 65 Jahre alt waren,

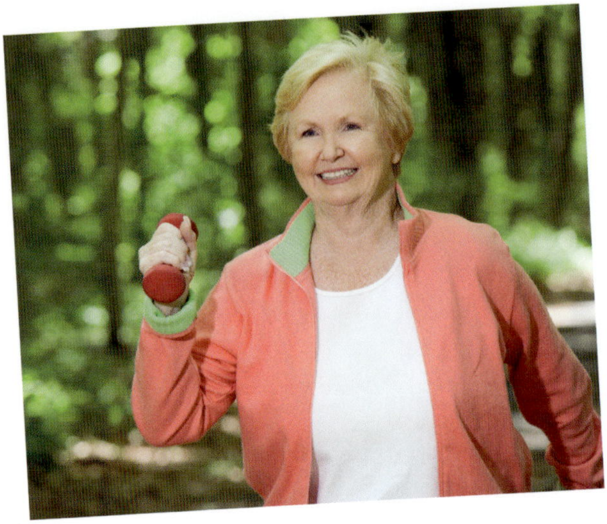

wurden in zwei Gruppen eingeteilt. Bei der Bewegungsgruppe konnte man eine deutliche Zunahme der Masse des Hippocampus verzeichnen, was sich auch in einer deutlich verbesserten Gedächtnisleistung niederschlug. Bei der Couch-Potato-Gruppe hingegen nahm die Masse des Hippocampus und damit die Gedächtnisleistung kontinuierlich ab.

Nebenbei bemerkt: Bewegung nützt nicht nur dem Gehirn, sondern schützt auch vor Krebs und Herzinfarkt.

DEPRESSIONEN – DIESE ZAHLEN SPRECHEN FÜR SICH

Auch zum Zusammenhang zwischen Bewegung und Depressionen gibt es einige hochinteressante wissenschaftliche Untersuchungen. So ist es evident, dass die Rückfallquote nach einer durchgestandenen Depression sehr viel geringer ist, wenn sich die Betroffenen regelmäßig bewegen. Im Rahmen einer Studie wurden depressive Patienten in drei Gruppen eingeteilt. Eine Gruppe erhielt nur Antidepressiva, die zweite Gruppe bekam Antidepressiva und machte ein regelmäßiges Training, die dritte Gruppe trainierte regelmäßig und bekam keine medikamentöse Behandlung. Nach vier Monaten stellte sich zur allgemeinen Überraschung heraus, dass in der dritten Gruppe die signifikantesten Verbesserung zu verzeichnen waren. Noch einmal sechs Monate später war das Ergebnis noch eindrucksvoller. Bei der Trainingsgruppe hatten sechs Prozent einen Rückfall, bei der Gruppe, die trainierte und Medikamente einnahm, waren es 31 Prozent und bei der Medikamentengruppe gar 38 Prozent.

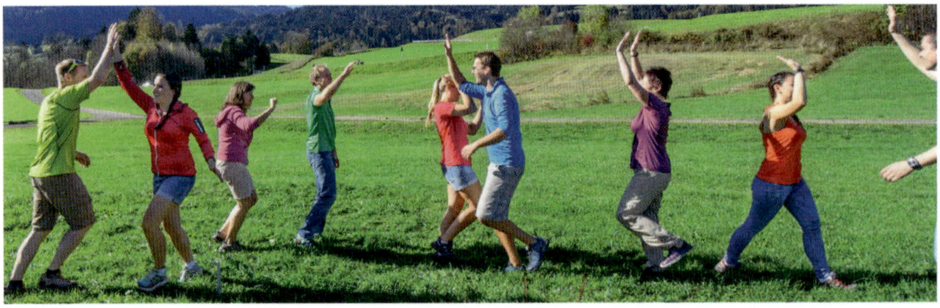

WIE VIEL BEWEGUNG IST NUN WIRKLICH NOTWENDIG?

Kurz gesagt: Mäßig, aber regelmäßig, heißt die passende Devise in Sachen Bewegung. Wenn man nach einer Phase regelmäßigen Trainings beschließt, seine Zeit nur mehr auf dem Sofa zu verbringen, ist der positive Effekt schnell wieder weg. Umgekehrt setzt er aber auch rasch wieder ein ...

Regelmäßiges Spazierengehen ist ein gutes Basisprogramm, schon zwei Stunden pro Woche zeigen einen sehr deutlichen Effekt, erst recht, wenn das Gehen in einem halbwegs flottem Tempo erfolgt. Sowohl für die Hirnaktivität als auch für die Muskelkraft gilt gleichermaßen: »Use it or lose it« – benütze sie, oder sie geht verloren.

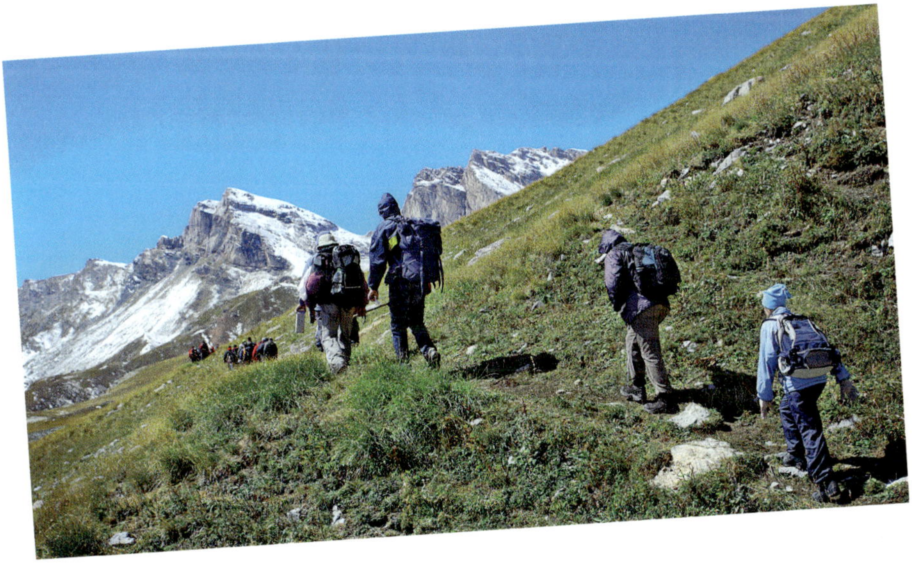

WICHTIGE BEGRIFFE FÜRS TRAINIEREN – AEROB, ANAEROB, LAKTAT

Beim aeroben Training wird Energie in den Zellen mit Hilfe von Sauerstoff gewonnen. Wenn die Belastung so groß wird, dass die Zelle mit der Energiebereitstellung nicht mehr nachkommt, sprechen wir von anaerober Energiegewinnung. Diese findet ohne Sauerstoff als Vergärungsprozess statt. Die Energieausbeute ist beim aeroben Training wesentlich effizienter, sie liegt bei 38 Einheiten ATP (das ist quasi die »Energiewährung« unseres Körpers), während bei der anaeroben Variante die Ausbeute bis auf zwei Einheiten ATP absinkt. Der Zeitpunkt, wo der Organismus in die anaerobe Energiebereitstellung umschaltet, ist vom jeweiligen Trainingszustand abhängig. Wenn man ganz genau wissen will, bei welcher Belastung diese Schwelle

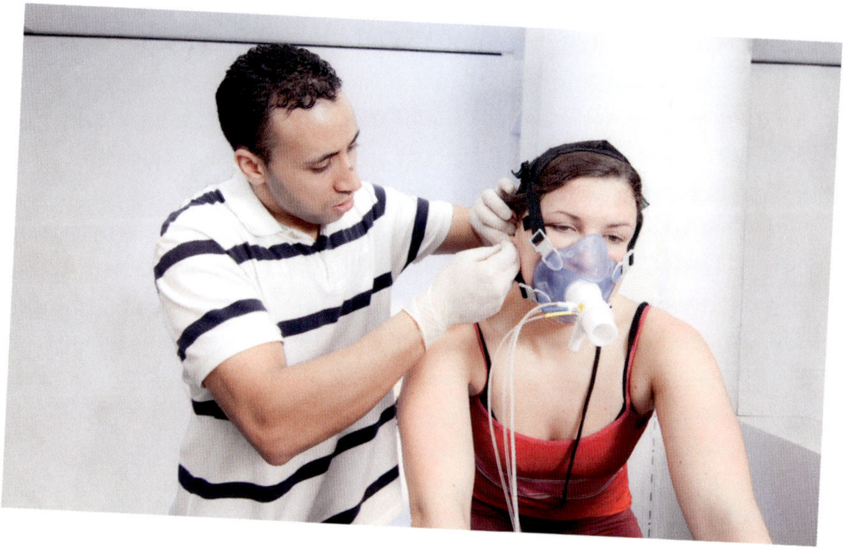

liegt, muss man regelmäßig eine Laktatmessung durchführen. Dabei wird aus dem Ohrläppchen etwas Blut entnommen, und der Laktatwert kann sofort mit einem kleinen Gerät bestimmt werden.

Man kann davon ausgehen, dass man bei einem Laktatwert von über 4 auf jeden Fall im anaeroben Bereich trainiert. Ideal ist ein Wert von unter 1, ein Wert von 1 bis 2 ist noch tolerierbar. Es gibt viele Menschen, die schon nach kurzem langsamem Gehen einen Wert von über 2 aufweisen. Die Maßeinheit wird übrigens in mmol/ml angegeben, das haben wir der Übersichtlichkeit halber nicht jedes Mal extra angeführt. Wenn das Laktat beim Training sehr rasch hoch ansteigt, ist das ein Hinweis darauf, dass man zurückschalten sollte, da ansonsten die Gefahr eines Übertrainings besteht. Da ist es bei weitem sinnvoller, die Intensität ein wenig zurückzunehmen und den Zellen eine ausreichende Sauerstoffaufnahme zu ermöglichen.

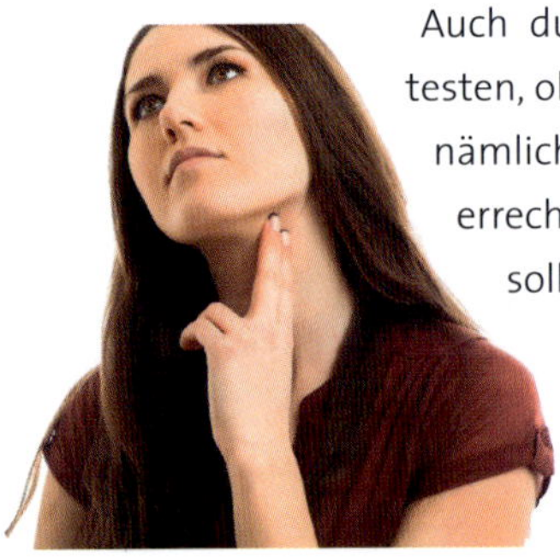

Auch durch Pulsmessen kann man – zumindest annäherungsweise – testen, ob man im aeroben Bereich trainiert: Die Pulsfrequenz sollte dabei nämlich 65 Prozent des Maximalpulses betragen. Den Maximalpuls errechnet man nach der Formel »220 minus Lebensalter«. 20-Jährige sollten also bei einer Pulsfrequenz von 130 trainieren (65 Prozent von 200), 60-Jährige bei einer Pulsfrequenz von 104 (65 Prozent von 160). Am einfachsten misst man die Herzfrequenz mit einer Pulsuhr, ansonsten am besten an der Halsschlagader, aber auch am Handgelenk ist sie gut messbar.

Bewegung im Alltag – jeder Schritt ist ein Schritt in die richtige Richtung

Prinzipiell gilt: Jede, auch die geringste Bewegung ist besser als gar keine. Das Argument »Ich möchte sehr gerne trainieren, habe aber leider keine Zeit« zählt also nicht. Ratschläge für den Alltag sind hinlänglich bekannt, aber deswegen nicht weniger sinnvoll: die Treppen statt des Lifts benützen, nicht zu lange am Stück sitzen und spätestens nach zwei Stunden aufstehen und gehen oder wenigstens stehen. Sehr gut beraten ist man auf jeden Fall, wenn man Bewegung in sein tägliches Leben einbaut, es gibt Trainingsmöglichkeiten, die kurz und dennoch sehr effektiv sind:

- Da sind einmal die berühmten 10.000 Schritte am Tag, viele Studien belegen mittlerweile ihre Wirksamkeit. 10.000 Schritte, das sind für einen Menschen mit durchschnittlicher Bein- und Schrittlänge circa sieben Kilometer, also eine relativ lange Gehstrecke. Mittlerweile gibt es viele Apps, die Schritte zählen, was durchaus motivierend sein kann. Und alleine schon, wenn man die 10.000 Schritte als Ziel vor Augen hat und deswegen öfter geht, ist viel getan.
- Stehen ist besser als Sitzen, Gehen ist besser als Stehen. Auch dazu gibt es eindrucksvolle wissenschaftliche Daten: Wenn man zwei Stunden Sitzen durch zwei Stunden Stehen ersetzt, führt das zu einer Verminderung von Blutzucker und Triglyceriden und zu einer Verbesserung des Cholesterinquotienten. Wenn man dann an die Stelle von Stehen Gehen setzt, sind die Ergebnisse noch eindrucksvoller. Body-Mass-Index und Blutzuckerspiegel verringern sich jeweils um elf Prozent, die Triglyceride sinken gar um 14 Prozent – und das ohne Ernährungsumstellung.
- Sitzen ist die schlechteste Haltung überhaupt ...
  ... doch die Hälfte aller Berufstätigen übt eine sitzende Tätigkeit aus. Stehen Sie sooft wie möglich auf und gehen Sie ein paar Schritte. Wenn sich langes Sitzen absolut nicht vermeiden lässt, machen Sie wenigstens zwischendurch ein paar Übungen und achten Sie auf jeden Fall auf eine gute, möglichst aufrechte Sitzposition, das Becken sollte nach vorne gekippt sein. Die meisten Bürosessel kann man dahingehend einstellen. Diese Haltung ist zwar anfangs möglicherweise ungewohnt, entlastet aber letztendlich die Rückenmuskulatur sehr effektiv.

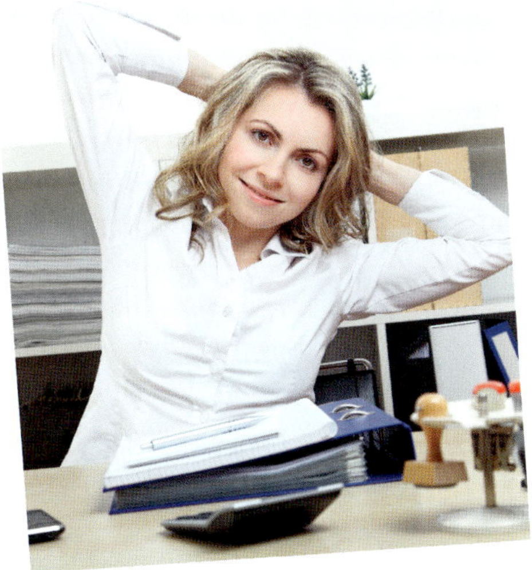

Kleine Zwischendurch-Übungen fürs Büro:

- Immer wieder räkeln und strecken, am besten mit verschränkten Fingern.
- Gezielt den Nacken entlasten: Hände am Hinterkopf verschränken, Ellbogen nach hinten ziehen und die Hände gegen den Kopf und den Kopf gegen die Hände drücken. Dann entspannen. Einige Male wiederholen.
- Die Hände verschränken und senkrecht nach oben strecken. Dann den Oberkörper langsam so weit wie möglich nach vorne beugen, dabei einen Buckel machen, dann wieder langsam nach oben. Einige Male wiederholen.
- Zur Förderung der Beindurchblutung ist es wichtig, die Füße zwischendurch immer wieder zu bewegen, zum Beispiel im Sitzen abwechselnd mit möglichst großer Bewegung im Knöchelgelenk Fersen und Zehenspitzen auf den Boden aufsetzen. Das ist übrigens auch eine sehr wichtige und nützliche Übung bei längeren Flügen.
- Toll wäre es auch, einen speziellen kleinen Gummiball mit Noppen griffbereit zu haben. Diesen sollte man einfach zwischendurch immer wieder mit der Hand kneten und walken. Das entlastet Maus-geplagte Hände und stimuliert nebenbei auch noch sehr viele Akupunkturpunkte. Es gibt ja nicht umsonst eine Akupunkturmethode, die ausschließlich an den Händen angewandt wird.

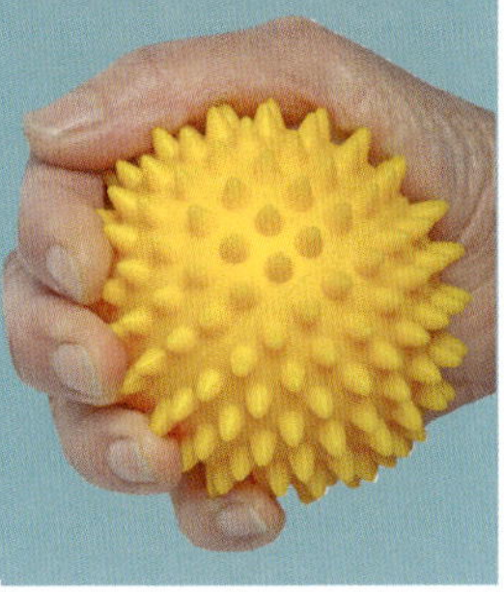

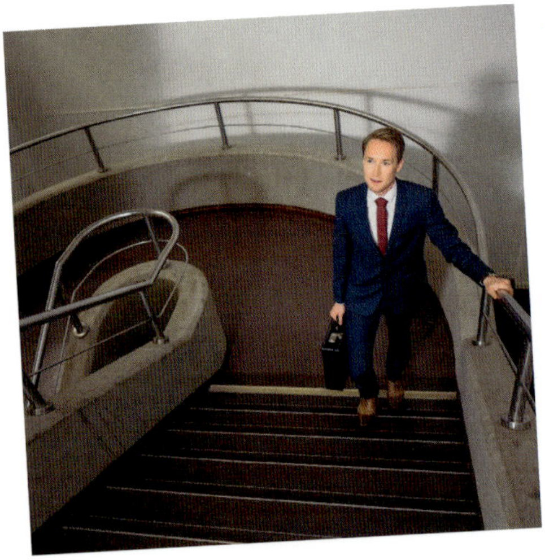

Treppen – ein leicht verfügbares Fitnessgerät

Eine durchaus effiziente Methode der körperlichen Betätigung ist auch das Treppensteigen, ein Lift sollte möglichst nur zum Abwärtsbewegen verwendet werden. Man kann aus dem Treppensteigen sehr gut ein gezieltes Fitnessprogramm machen. Einerseits natürlich, indem man einfach das Tempo immer mehr steigert, vielleicht sogar zwei Stufen auf einmal nimmt. Andererseits kann man beim Treppensteigen auch Koordination und Geschicklichkeit trainieren: Die Hände beim Hinaufgehen im Nacken verschränken oder vielleicht sogar seitwärts übersteigen.

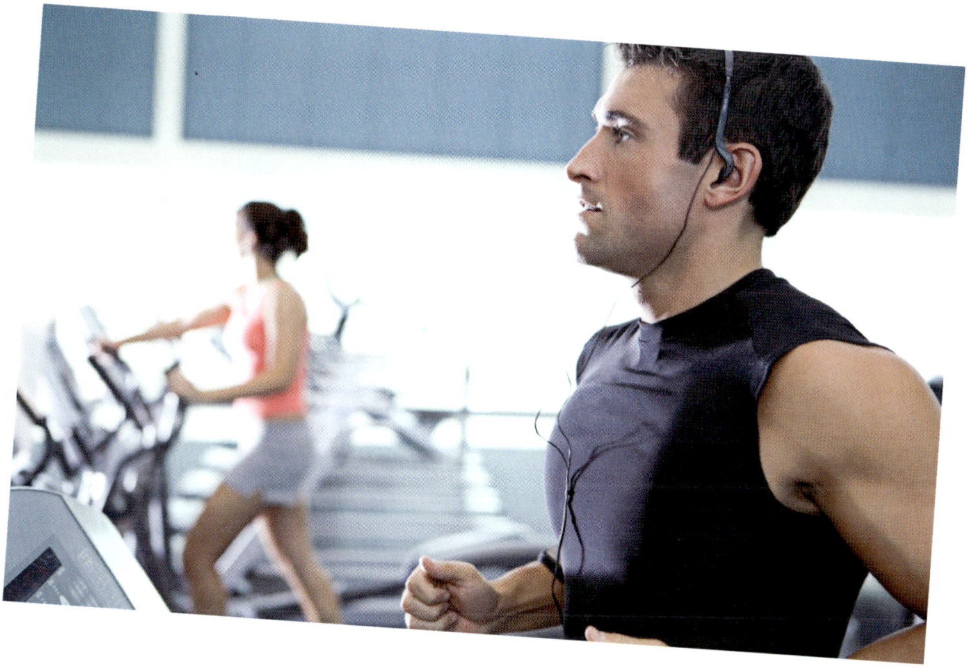

Kurz, intensiv, effizient

Ein hocheffizientes Training ist das Intervalltraining. Dabei wechseln kurze, intensive Einheiten mit Phasen moderater Bewegung ab. Man kann an allen Cardiogeräten (also am Ergometer, Laufband oder Crosstrainer) trainieren, aber genauso gut beim Joggen oder zur Not sogar im Stiegenhaus. Ein Beispiel: Man beginnt mit vier Minuten Bewegung niedrigster Intensität. Dann kommen 30 Sekunden mit maximaler Anstrengung, sodass man das Gefühl hat, jetzt geht gar nichts mehr, dann wieder vier Minuten gemütlicher Bewegung und so weiter. Je nach Trainingszustand sind vier bis sieben solcher Einheiten sinnvoll, untrainiert wird man mit vier Einheiten beginnen. Gerade diese Trainingsform ist aber sehr gut individuell anpassbar, weil die 30-Sekunden-»All-Out«-Phase sehr individuell gehandhabt werden kann. Beim Laufen im Freien kann man sich zum Beispiel eine kleine Steigung suchen, so vorhanden, und diese hinauflaufen, so schnell und so weit es geht in diesen 30 Sekunden. Oder Stiegen hinauflaufen. Auch das am Limit.

Dieses Training ist ungemein effizient und bringt rasche Erfolge. Besonders toll ist es nüchtern am Morgen, da wird die Stoffwechsellage (Insulinresistenz) signifikant verbessert. Wenn man dreimal pro Woche jeweils eine halbe Stunde Intervalltraining macht, ist der Effekt dieses Trainings mit täglich anderthalb Stunden Ausdauertraining zu vergleichen.

AUCH DIE MUSKELN SIND WICHTIG

Unsere Muskeln

- sind ein wichtiges Stoffwechselorgan,
- stützen unseren Körper, man bedenke nur wie bedeutend die Rückenmuskeln für eine schmerzfreie Wirbelsäule sind,
- sind wichtig für die Koordination.

Nicht umsonst rückt der **Muskelschwund im Alter** zunehmend in das Interesse der Öffentlichkeit. Muskelschwund und Gebrechlichkeit sind die Hauptgründe für Pflegebedürftigkeit.
Auch hier gilt das Prinzip »Use it or lose it«, denn mit zunehmendem Alter nimmt die Muskelmasse kontinuierlich ab. Dabei kann man mit einer guten Ernährung und ein bisschen Training sogar noch in hohem Alter Muskeln aufbauen. Noch besser ist es allerdings, den Muskelabbau schon im Vorfeld zu verhindern.
In vielen Fällen machen ein bisschen Training und gezielte Ernährung den Unterschied zwischen Altersheim und eigenem Zuhause aus.

Ideal wäre, mindestens dreimal pro Woche ein Krafttraining zu machen, am besten geht das in einem Fitnessstudio. Mittlerweile gibt es aber Tonnen von Videos und Literatur, die sehr gute Kraftübungen zeigen. Sie können ohne spezielle Gewichte auch zu Hause durchgeführt werden.

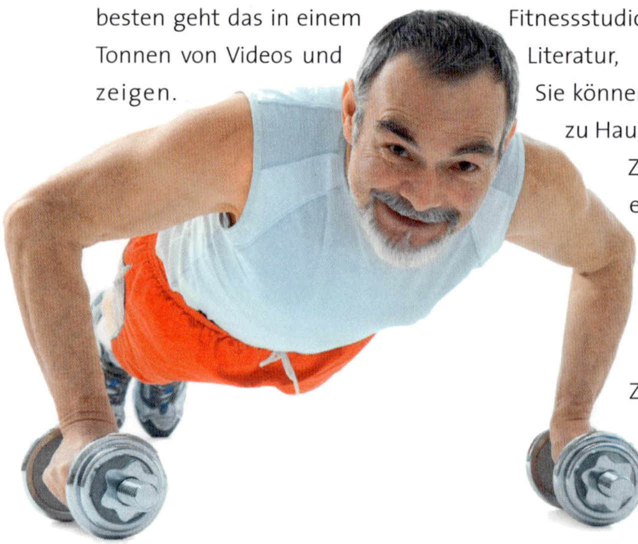

Zwei Kurzzeitvarianten für ein effektives Muskeltraining seien hier angeführt, das Tabata-Training und das sogenannte 7-Minute-Workout. Da bleibt jedes »Ich habe leider keine Zeit«-Argument auf der Strecke.

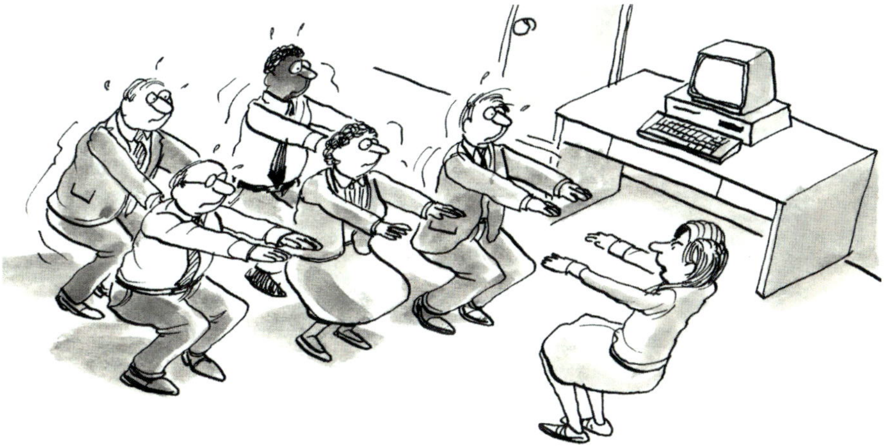

Tabata-Training
ist eine wahrhaft geniale Methode: Die Übungen sind durchaus intensiv und höchst effektiv, auch wenn sich das vielleicht nicht so anhört. Das Training dauert nur vier Minuten und wird in acht 30-Sekunden-Einheiten unterteilt. Eine 30-Sekunden-Einheit besteht aus 20 Sekunden Übungen und 10 Sekunden Pause. Tabata-Training hat den Vorteil, dass es in jedem Trainingszustand gemacht werden kann, da die 20 Sekunden dauernden »All-Out«-Phasen sehr unterschiedlich gehandhabt werden können. Wenn man zu Beginn noch nicht gut trainiert ist, kann man die Aktivitätsphase verkürzen und die Pause entsprechend verlängern. Eine Tabata-Einheit passt auch gut ins Büro, zum Beispiel vor dem Mittagessen. Sie kostet definitiv nur vier Minuten der Mittagspause.

Variante 1 – zum Beispiel fürs Büro:

- 20 Sekunden lang ohne Zuhilfenahme der Arme möglichst oft aufstehen und wieder hinsetzen. Die Arme dabei waagrecht locker vor dem Körper halten. Achtung: Der Sessel muss fest stehen, einen Rollsessel unbedingt vorher fixieren.
- Zehn Sekunden Pause.
- 20 Sekunden Liegestütze an der Wand: Mit dem Gesicht zur Wand Aufstellung nehmen – man sollte mit angewinkelten Armen die Hände an der Wand auflegen können. Die Arme beugen und den Körper mit Spannung gestreckt nach vorne sinken lassen, dann abstützen und wieder in die Ausgangslage zurückkehren.
- Zehn Sekunden Pause.

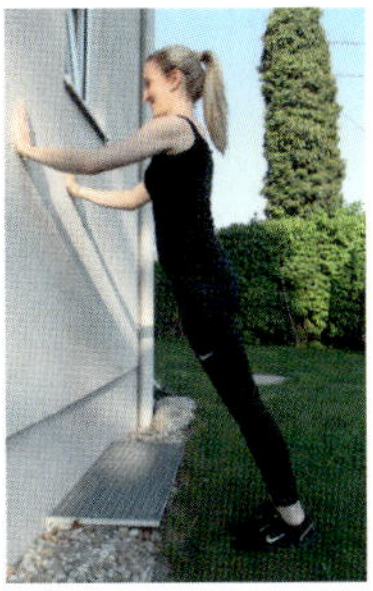

Wiederholen Sie die beiden Übungen inklusive der Pausen noch jeweils drei Mal.

Variante 2:

Dasselbe geht – wohl eher zu Hause – auch etwas fordernder mit Kniebeugen und Liegestützen am Boden. Machen Sie die Kniebeugen bitte richtig, sonst sind sie kontraproduktiv!

- Kniebeugen: Füße etwas über schulterbreit aufstellen, Fußspitzen tendenziell leicht nach außen drehen. Knie immer in Richtung Fußspitze bewegen, das Gewicht dabei auf die Fersen legen. Oberkörper gerade halten, über die Waagrechte und ohne Schwung ganz nach unten gehen. Dann »zurückfedern« – langsam und mit der Kraft aus den Oberschenkeln. Beim Stehen die Knie nicht extrem durchstrecken.

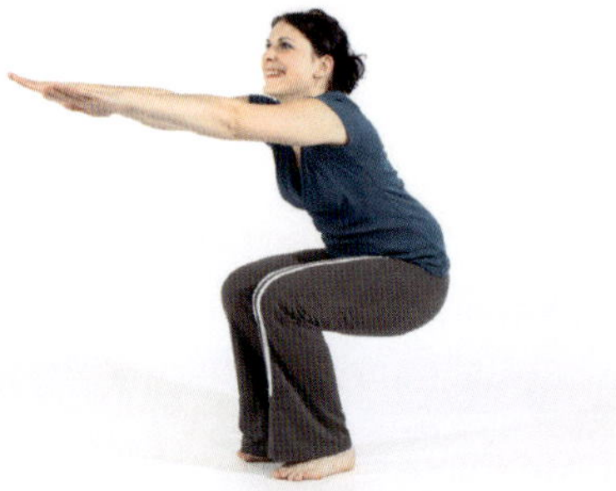

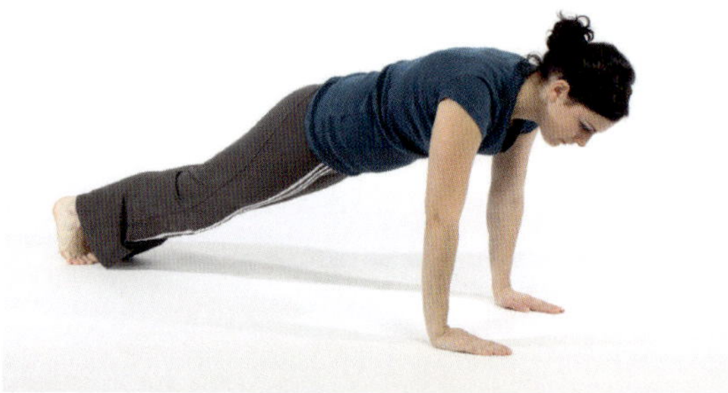

- Bei den Liegestützen kommt es darauf an, den Körper möglichst gerade zu halten. Sie können, je nach Trainingszustand, mit gestreckten Beinen oder aus dem Kniestand ausgeführt werden: besser korrekt aus dem Kniestand – gerade und mit Spannung – als mit letzter Kraft und durchhängendem Kreuz aus den Zehenspitzen.
- In diese Variante können Sie gut auch eine dritte Einheit einbauen: Mit Spannung auf die Ellbogen aufstützen und die Stellung für 20 Sekunden halten.

Sie werden sehen: Diese Übungen im Tabata-Stil und -Rhythmus bringen definitiv viel!

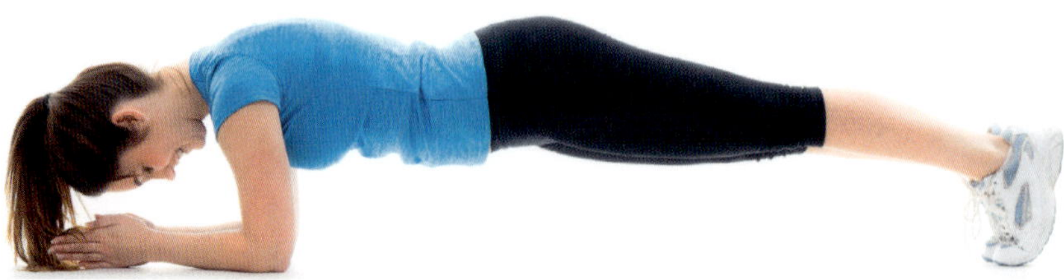

7-MINUTE-WORKOUT

Dieses Training kombiniert Kraft und Ausdauer höchst effizient. Es wurde von den amerikanischen Sportwissenschaftlern Brett Klika und Chris Jordan vom Human Performance Institute entwickelt und umfasst lediglich zwölf Übungen, die man täglich durchführen sollte. Für die ganz Genauen: Bei den sieben Minuten handelt es sich wohl um einen Durchschnittswert. Denn die reine Übungszeit beträgt genau genommen nur sechs Minuten, mit den Pausen kommt man dann aber auf fast acht Minuten. Unter dem Titel »The Scientific 7-Minute Workout« wurde das Training auch in der New York Times besprochen.

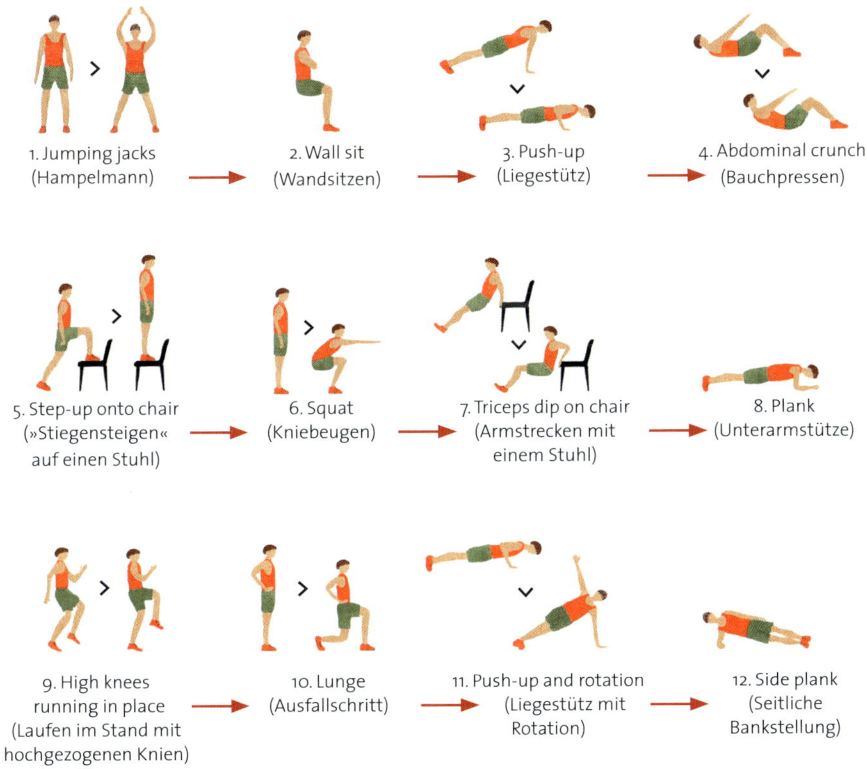

Die Übungen werden jeweils 30 Sekunden ausgeführt, dann folgen zehn Sekunden Pause. Die Reihenfolge ist so konzipiert, dass abwechselnd verschiedene Muskelgruppen beansprucht werden. Es gibt übrigens auch eine kostenlose App zu diesem Programm.

Dehnen – eine erfrischende Morgen-Routine

Das sorgt für den richtigen Energiekick am Morgen: Auf den Rücken legen, Arme und Beine gerade nach oben strecken und ausschütteln.

Anschließend knien, auf die Fersen setzen und mit den Händen nach vorne gehen.

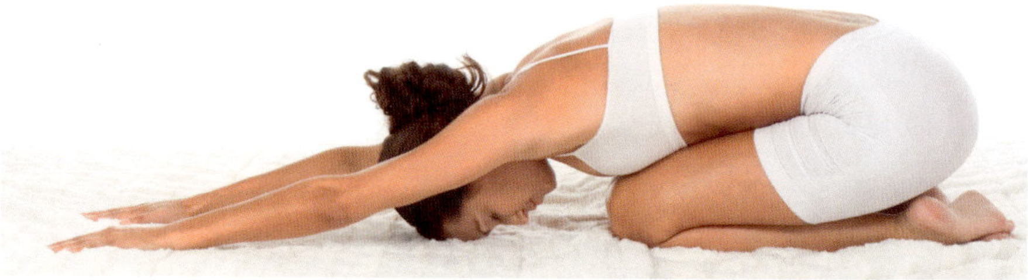

Und auch diese Übung hilft, chronische Rückenschmerzen zu verhindern: Auf den Rücken legen und die Knie anwinkeln. Ein Bein mit dem Knie nach außen auf das gegenüberliegende Knie legen und das »Standbein« heranziehen. Die Übung seitenverkehrt wiederholen.

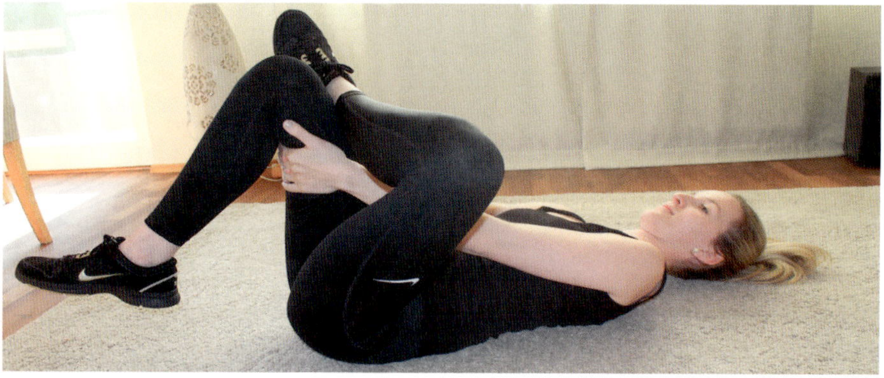

Last but not least: Auch die Koordination ist wichtig

Eine wunderbare Übung für die Koordination ist das Stehen auf einem Bein. Wenn man es öfters praktiziert und eine Minute frei auf einem Bein stehen kann, ist man fast der Hälfte der Grundschüler an Geschicklichkeit überlegen. Wer sagt, dass man beim Telefonieren unbedingt sitzen muss? Oder dass man nicht auf einem Bein stehend Zähne putzen kann?

FAZIT – SO VIEL BEWEGUNG SOLLTE ES SEIN

Sehr wichtig: Sinnvolles Training bedeutet fordern, aber nicht überfordern! Gerade für die Beispiele der Kurzzeitvarianten, aber auch für das Intervalltraining gilt dies besonders. Je nach Trainingszustand beginnt man so, wie es gut möglich ist, und steigert entsprechend. Diese Varianten sind dann sowohl für Anfänger, als auch für schon sehr trainierte Personen geeignet.

Mit zweimal wöchentlich einer halben Stunde Intervalltraining und noch ein paar Minuten Krafttraining drei- bis viermal in der Woche tun Sie also schon sehr viel für sich. Und wenn Sie dann dazwischen nicht nur herumsitzen, sondern öfter aufstehen und umhergehen, ist das schon wirklich großartig.

Sind nicht all die positiven Effekte, die mehrfach wissenschaftlich belegt sind, dieses Zeitinvestment wert? Tragen Sie sich die Termine in Ihren Kalender ein, sie sind in der Prioritätenliste ganz oben, wenn Sie bedenken, was Sie davon haben! Halten wir es doch mit Sokrates:

»Wer die Welt bewegen will, sollte sich erst selbst bewegen.«

Das passt schließlich genauso für die körperliche wie für die geistige Ebene!

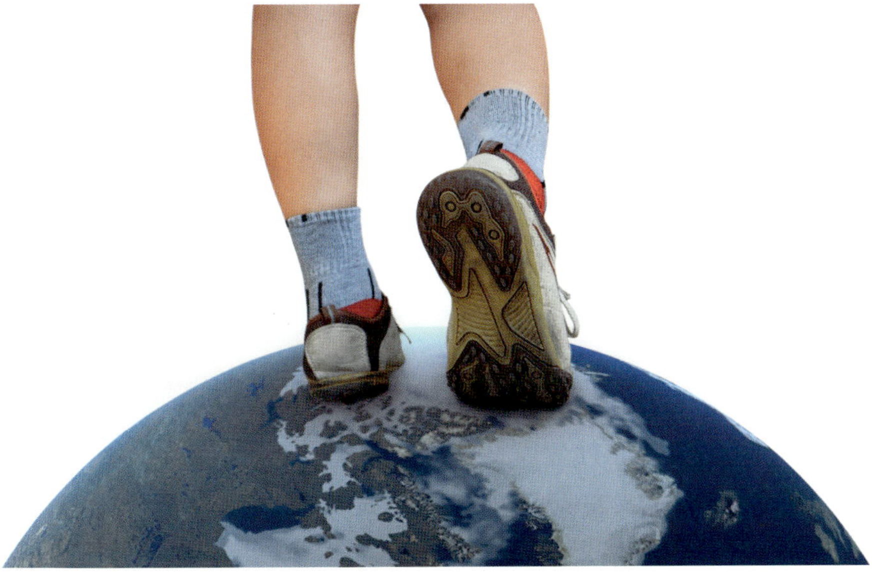

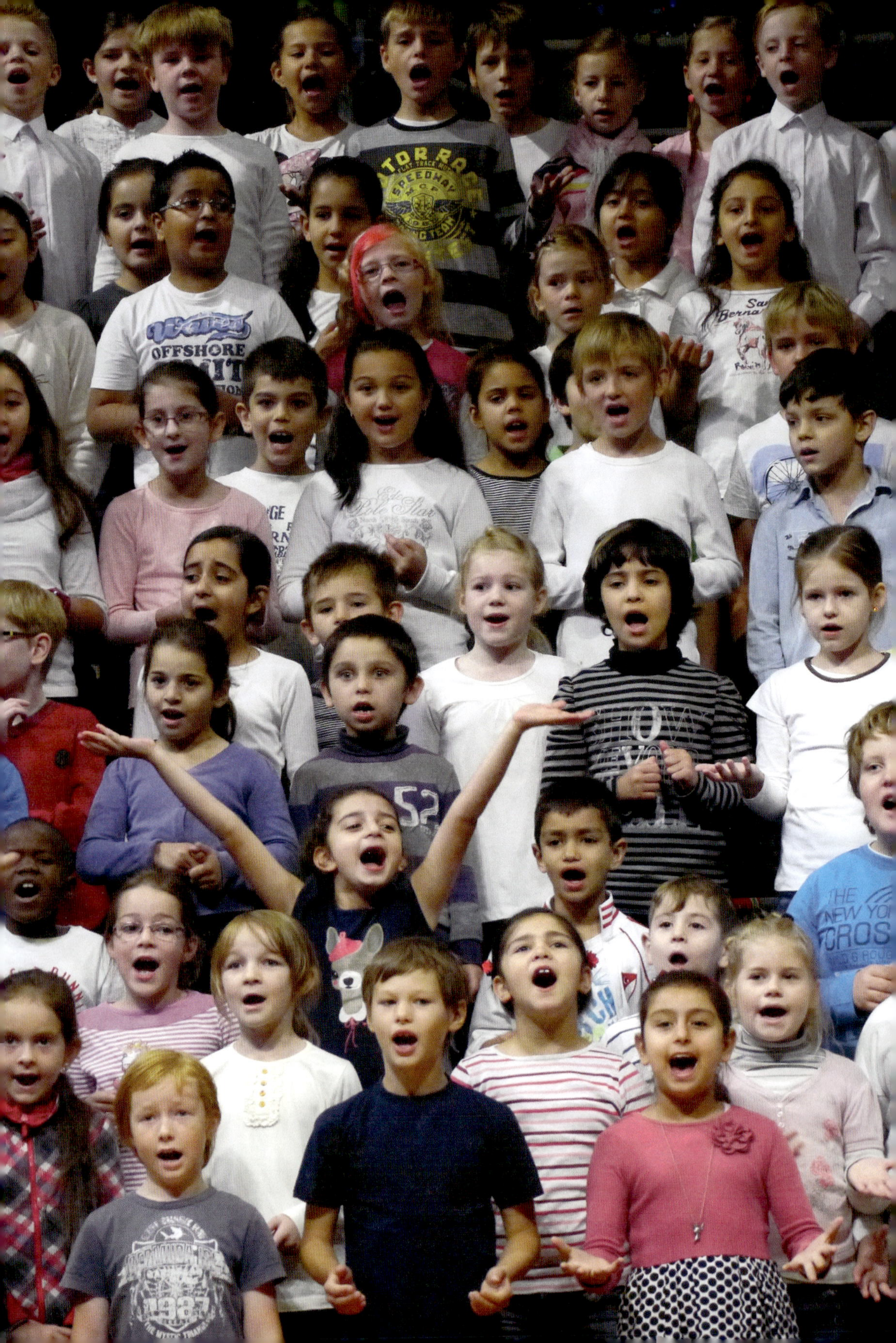
SPEEDWAY
OFFSHORE
52

Alles wirkliche Leben ist Beziehung

Was völlig logisch erscheint, wurde mittlerweile auch wissenschaftlich bewiesen: Wer sich sozial isoliert, riskiert seine Gesundheit. Menschen, die sich mit ihren Mitmenschen auseinandersetzen und auf soziale Kontakte einlassen, weisen deutlich weniger Risikofaktoren für das Entstehen bestimmter Krankheiten auf, als jene, die solchen Interaktionen lieber ausweichen. Die Palette der Risikofaktoren reicht dabei von hohem Blutdruck über vermehrte Entzündungszeichen bis zu einem großen Taillenumfang und zu Fettleibigkeit, allesamt »gute« Voraussetzungen für chronische Krankheiten.

Die Botschaft ist also klar: Der Umgang mit anderen Menschen ist im wahrsten Sinn des Wortes lebenswichtig. Er ist ein bedeutender Faktor und entscheidet mit über Glück und Unglück, über Gesundheit und Krankheit.

Auf eines muss in diesem Zusammenhang allerdings deutlich hingewiesen werden: Gemeint ist hier die echte soziale Interaktion, nicht die Kommunikation über soziale Medien. Diese Medien haben sicherlich einen Platz in unserer heutigen Welt, aber für unsere Gesundheit und unser Seelenheil ist es viel wichtiger, direkten Umgang zu pflegen, als Stunden vor dem Computer zu verbringen.

Schon der griechische Philosoph Aristoteles sagte vor mehr als 2000 Jahren: Der Mensch ist ein »zoon politikon«, ein Gemeinschaftswesen. Leider ist das Wort »politikon« heute eher negativ besetzt, während es ursprünglich Ausdruck für Gemeinschaft war. Laut Aristoteles ergibt sich aus dieser Definition zwingend, dass jeder Mensch seinen Platz in der Gemeinschaft innehat und diesen auch ausfüllen soll. In der griechischen Antike wurde derjenige, der sein Haus vor der Stadtmauer baute und nicht bereit war, seinen Beitrag in der Gemeinschaft zu leisten, »Idiotes« genannt, einer, der sich selbst und die Gemeinschaft um den solidarischen Beitrag beraubt.

Die gesamte Kulturgeschichte der Menschheit befasst sich mit dem Thema Beziehung: Die goldene Regel der Bergpredigt heißt: »Behandle deine Mitmenschen so, wie du von ihnen behandelt werden willst.« Die rabbinische Übersetzung des biblischen Liebesgebotes lautet: »Liebe deinen Nächsten, er ist wie du!« Das Gesetz der Harmonie der Kahunas, der Priester Polynesiens, sagt: »Verletze niemanden, störe nicht die Harmonie eines anderen, denn der andere bist du selbst.«

Anderen helfen zu können, hilft dir, andere tragen zu können, trägt dich. »Er benimmt sich wie einer, der keine Blutsbrüder hat« – so lautet bei den Navajo-Indianern eine der schlimmsten Beschimpfungen über den, der nicht in diesem Wissen handelt. Und Antoine de Saint Exupéry lässt seinen kleinen Prinzen sagen: »Die Menschen haben keine Zeit mehr, irgendetwas kennenzulernen. Sie kaufen sich alles fertig in den Geschäften. Aber da es keine Kaufläden für Freunde gibt, haben die Leute keine Freunde mehr.«

ZWEI GRUNDERFAHRUNGEN DES MENSCHEN

Die moderne Gehirnforschung weist nach, dass ein Mensch nicht als unbeschriebenes Blatt auf die Welt kommt. Bei seiner Geburt bringt er bereits zwei im Mutterleib gemachte Grunderfahrungen mit. Diese beiden Erfahrungen bestimmen als Glückskoordinaten sein Leben, sie sind die Basis einer seelisch gesunden Gesellschaft.

Die erste Erfahrung des Embryos im Mutterleib ist seine enge Verbundenheit mit der Mutter – nie wieder im Leben wird er so eng mit jemandem verbunden sein. Und aus dieser bereits vor der Geburt gemachten und im Hirn verankerten Erfahrung entsteht die Erwartungshaltung eines Neugeborenen: Es möge da draußen in der Welt so weitergehen, es möge auch außerhalb des Mutterleibes jemand da sein, der Geborgenheit und Schutz gibt, der das Gefühl vermittelt, dazuzugehören und nicht allein gelassen zu werden.

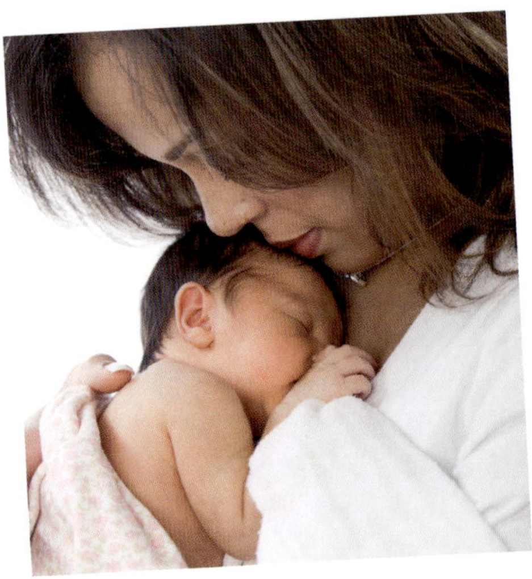

Und dann bringt ein Kind bei seiner Geburt noch eine zweite Erfahrung ins Leben mit – als Embryo war es nicht nur geschützt und verbunden, es konnte auch wachsen und sich entfalten. Das Gehirn hat das gespeichert und eine Erwartungshaltung entstehen lassen: Da draußen kann es so weitergehen, auch nach der Geburt werden sich Gelegenheiten finden, wachsen zu dürfen und Potenziale zu entfalten.

Menschliches Leben kann nur gelingen, wenn es in Gemeinschaft gelebt wird, wenn ein Mensch wachsen darf und sich dabei geborgen fühlt.

Den wenigsten Menschen gelingt beides. Viele leiden, haben Schmerzen und brauchen »Beruhigungspillen«. Mit diesen Bewältigungsstrategien schafft man es einigermaßen, das aufgeregte System zu beruhigen, das da ständig ruft: »Ich möchte dazugehören, ich möchte zeigen, was ich kann!«

Geben wir uns und unseren Mitmenschen doch die Chance, einander bei der Suche nach einem geglückten Leben zu unterstützen.

Eine Geschichte von zwei Brüdern

Zwei Brüder bewirtschaften miteinander den geerbten Bauernhof und teilen den Ertrag der Ernte geschwisterlich. Des Nachts können beide nicht schlafen. Der eine denkt: »Mein Bruder hat eine große Familie, während ich allein bin. Er braucht mehr als ich zum Leben. Ich will um Mitternacht etwas von meinen Garben in seine Scheune tragen.« Der andere denkt: »Mein Bruder ist allein. Im Alter wird keiner für ihn sorgen. Damit er jetzt schon vorsorgen kann, will ich um Mitternacht, wenn mich niemand sieht, etwas von meinen Garben in seine Scheune tragen.« Und so begegnen einander die beiden Brüder zur Mitte der Nacht auf halbem Weg zwischen den Scheunen, jeder in seinen Händen die Garben für den anderen.

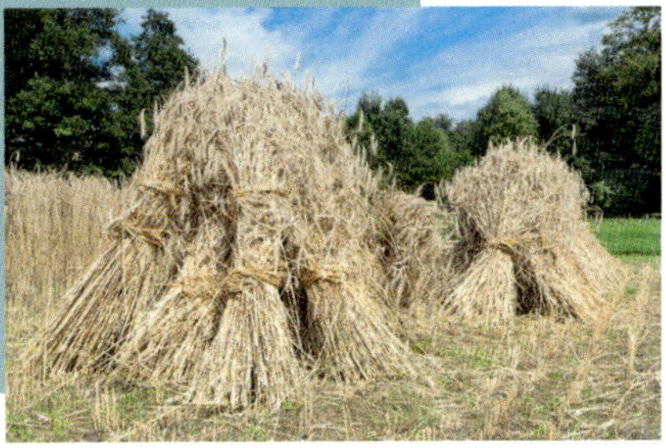

Helen Keller (1880–1968) wurde mit 19 Monaten durch eine Gehirnhautentzündung taub und blind. Ihre Lebensfreude hat sie dennoch nie verloren: »Es kann niemandem so schlecht gehen, dass er nicht jemanden anderen finden könnte, der Freundschaft, Verständnis und Zuspruch noch mehr brauchen kann als er selbst!«

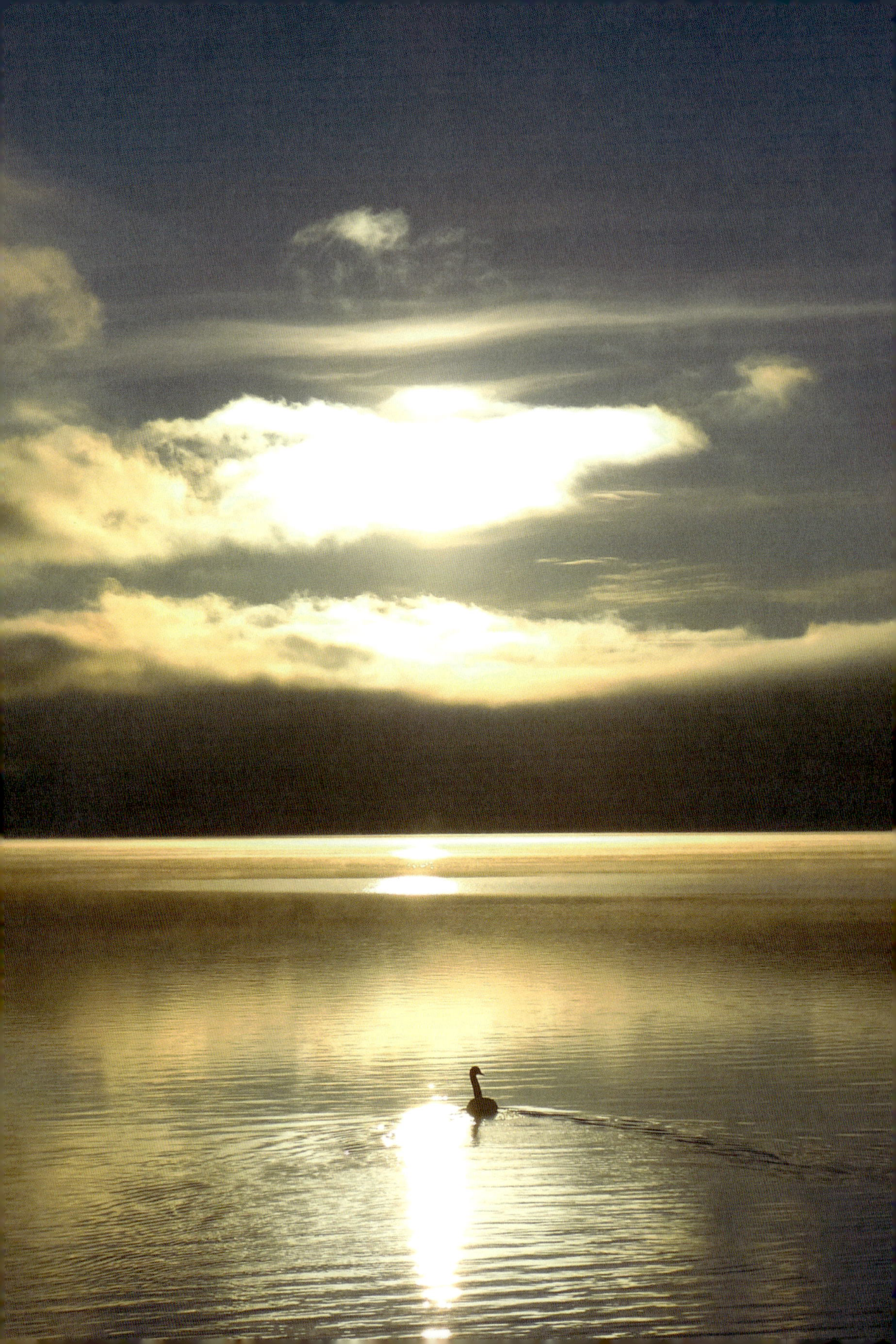

Spiritualität - dem Leben eine neue Dimension verleihen

Die Frage, ob es einen Gott gibt, beschäftigt die Menschheit schon seit Jahrtausenden. Die Frage, ob religiöse und spirituelle Erfahrungen heilsame Wirkungen haben, ist mittlerweile auch wissenschaftlich erforscht worden.

Es gilt als erwiesen, dass Spiritualität in all ihren Ausprägungen einen ungemein positiven Einfluss auf unsere Gesundheit hat.

Also Grund genug, sich auch mit diesem wichtigen Aspekt menschlichen Lebens auseinanderzusetzen.

In der Antike ist die Sorge um die Gesundheit des Menschen ein ganzheitliches Unterfangen, das auch die Sorge um die spirituelle Dimension mit einschließt. Wird heute im Zusammenhang mit ärztlicher und therapeutischer Heilkunst die spirituelle Dimension zur Sprache gebracht, kommt nicht selten Verlegenheit auf – oft wird das Spirituelle auch vergessen oder aus medizinischen Behandlungsbereichen bewusst ausgeklammert.

Decimus Junius Juvenalis übte rund um Christi Geburt in seinen Satiren eine gnadenlose, aber sprachlich und stilistisch brillant geschliffene Kritik an den Zuständen im Alten Rom. Eines seiner berühmtesten Statements lautet: »mens sana in corpore sano« – ein gesunder Geist in einem gesunden Körper. Wie so oft bei »geflügelten Worten« wurde auch hier im Laufe der Zeit der Zusammenhang vergessen und die Aussage verfälscht. Heutzutage wird dieser Ausspruch ausschließlich als Aufforderung zu körperlicher Ertüchtigung interpretiert.

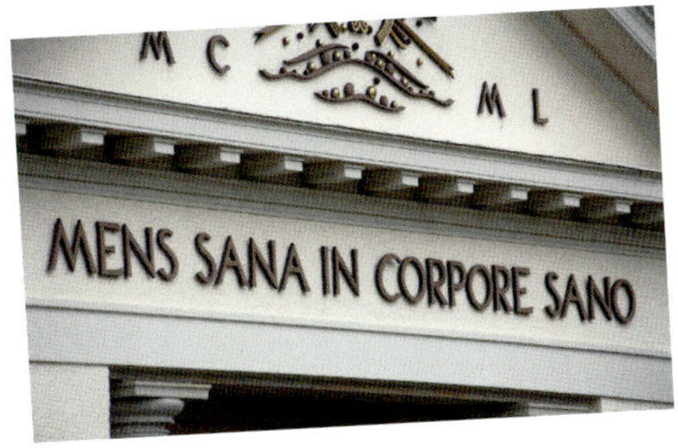

Juvenal aber geht es um die spirituelle Dimension. Konkret kommt er in diesem Zusammenhang auf das Beten zu sprechen. Dabei gibt er seinen Lesern den Rat, beim Beten um nichts Konkretes zu bitten und die Gottheiten selbst abwägen zu lassen, was für die Menschen gut und ihrem Leben dienlich wäre. Statt des Angenehmen, um das die Menschen in der Regel zu bitten gewohnt seien, würden die Götter ihnen nämlich das Geeignetste schenken. Der Mensch läge den Göttern mehr am Herzen als der Mensch sich selbst. »Solltest du dennoch etwas verlangen, so bete für einen gesunden Verstand in einem gesunden Körper!«

»Beten« heißt im Lateinischen »orare«, abgeleitet von »os«, der Mund. Wörtlich kann »orare« mit »den Mund auftun und zur Sprache bringen, was im Innersten des Menschen vor sich geht« übersetzt werden.

Erst wenn der Mensch zu reden beginnt und sich im Vertrauen öffnet, bekommt seine Persönlichkeit Kontur. Im Mit- und Miteinander-Teilen von Angst und Freude, im Anteil-Geben erleben sich Menschen als Gemeinschaftswesen. Im Beten, im Bitten, im Sich-helfen-Lassen, im Eingeständnis ihrer Hilfsbedürftigkeit rücken Menschen näher zusammen und verstehen dadurch besser, wer sie getrennt voneinander sind.

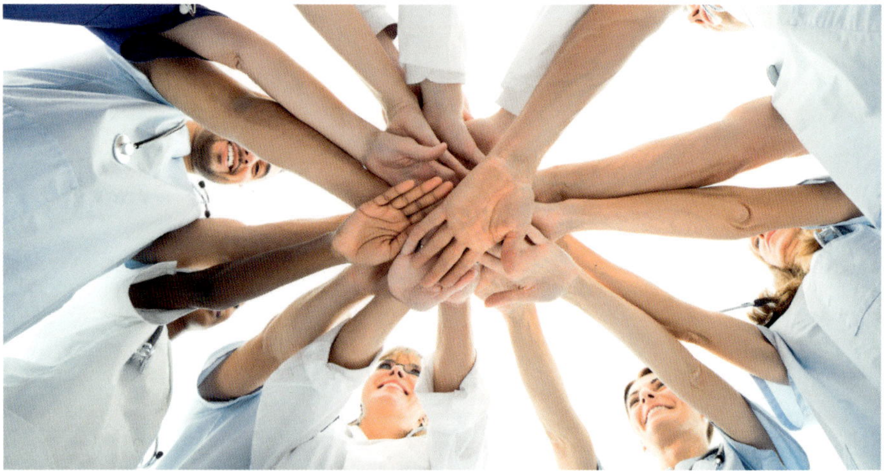

AUF KOOPERATION AUSGELEGT

Die moderne Gehirnforschung jedenfalls belegt eindrucksvoll, dass das Prinzip Menschlichkeit unsere Grundanlage darstellt und wir von Natur aus auf Kooperation ausgelegt sind. Wir können für unsere körperliche Ertüchtigung sorgen und uns aus eigenen Kräften um unsere Gesundheit kümmern – aber das ist nur eine Seite der Medaille. Erst ergänzt durch die spirituelle Dimension, die darum weiß, dass wir Hilfsbedürftige und Auf-Hilfe-Angewiesene bleiben, wird der Mensch ganz.

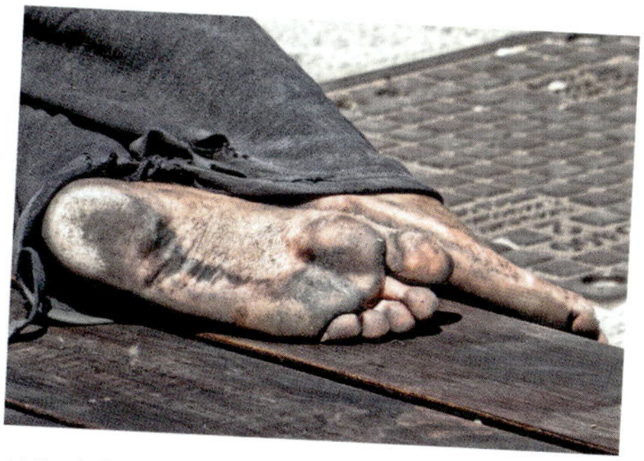

Nach Juvenal wird ein Mensch seinem Leben in erster Linie dadurch gerecht, dass er es in himmlischer Gelassenheit als Gegebenes und Geschenktes annehmen kann. Nicht die eigene Leistung steht im Vordergrund, sondern das Vertrauen auf die höhere Macht, der der Mensch sein Leben verdankt. Religionen und Konfessionen, die sich auf ihre eigene Weise bemühen, diese höhere Macht zu benennen, müssen dabei anerkennen, dass niemand mit dem Besitz der vollkommenen Wahrheit gesegnet ist. Das entbindet uns Menschen aber nicht davon, diese Wahrheit in gemeinsamer Anstrengung zu suchen. Gemeinsamkeit erfordert Kommunikation. Eine bedeutende menschliche Dimension aller Kommunikation ist die Sprache. Und was ist die Essenz dieser unserer Sprache? Danke! Bitte! Staunen!

Danke

Viktor Frankl sagt: »Im Vergangensein ist nichts unwiederbringlich verloren, vielmehr alles unverlierbar geborgen.«

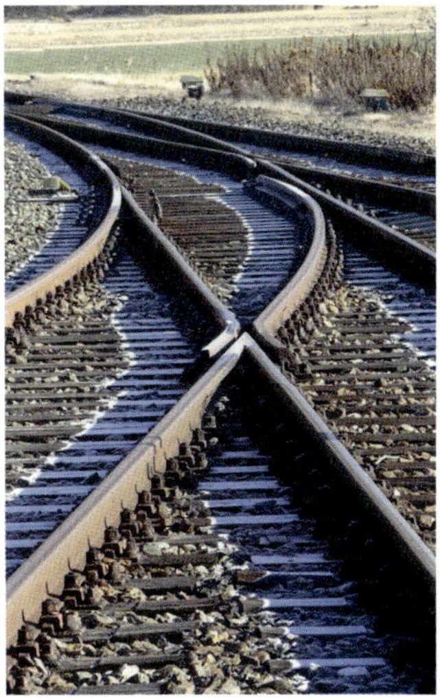

Danken bezieht sich auf die durchlebte Vergangenheit eines Menschen. Es bedeutet, an all das zu denken, dem ich mein Leben verdanke. Gerade Viktor Frankl hätte im Hinblick auf sein persönliches Leben allen Grund gehabt, mit dem Schicksal zu hadern. Mit seinem in KZ-Gefangenschaft verfassten Weltbestseller „Trotzdem ja zum Leben sagen" ist er unzähligen Menschen zu einem überzeugenden Vorbild gelebter Dankbarkeit geworden. Wer so zurückblicken kann, erkennt in seinem Leben trotz aller widrigen Umstände zuallererst ein großes Geschenk. Gelebt wird dieses Leben im Blick nach vorne. Verstanden werden aber kann es erst im Blick zurück. In diesem Blick zurück liegt die Grundbewegung aller Dankbarkeit. Damit erscheinen Ereignisse, die zunächst als Krisen und Katastrophen wahrgenommen werden, als chancenreiche Wegkreuzungen des Lebens.

Darüber hinaus lohnt es sich, am Ende eines jeden Tages zurückzublicken und sich zu fragen: Was habe ich aus den vergangenen Stunden gelernt, was habe ich ihnen zu verdanken? Mit etwas Ausdauer und Übung kann es dabei gelingen, nach und nach auch für Dinge dankbar zu sein, die das Leben zunächst völlig durcheinandergebracht haben. Aus dieser wahrlich nicht leichten Übung resultiert aber eine der größten Befreiungen, die ein Mensch sich selbst zu schenken vermag: die Kunst der Vergebung der Vergeltung vorzuziehen. Die Vergeltung engt ein und verliert sich in Rache, die Vergebung macht weit und fördert das Wachstum.

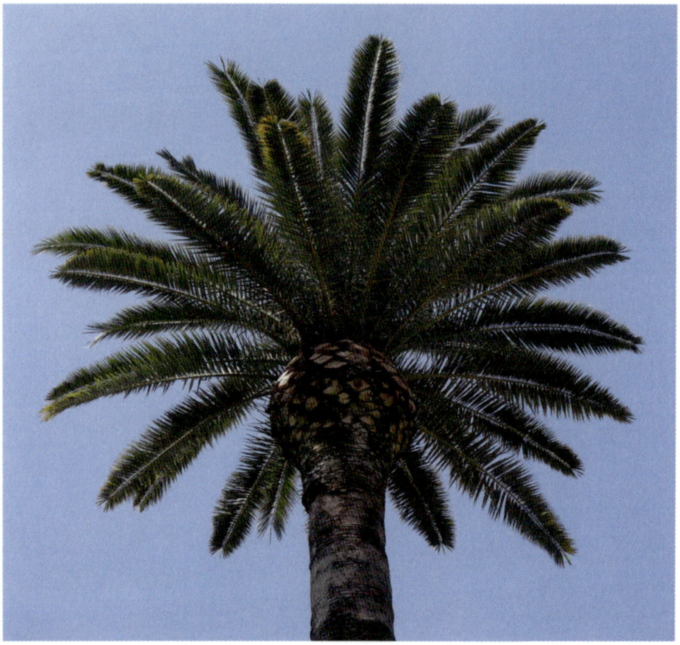

Ein afrikanisches Märchen erzählt von einer kleinen Palme am Rande einer Oase. Sie wächst und gedeiht – bis eines Tages ein Mensch vorbeikommt, der ihr prächtiges Wachsen und Gedeihen nicht ertragen kann und ihr deshalb einen schweren Stein in die Krone legt. Schadenfroh zieht er weiter. Vergeblich versucht die kleine Palme, den Stein abzuschütteln. Da sie sich aber von der schweren Last nicht befreien kann, bleibt ihr nichts anderes übrig, als mit ihren Wurzeln immer tiefer in die Erde vorzudringen, um besseren Halt zu finden und nicht unter der Last zusammenzubrechen. Schließlich gelangt sie mit ihren Wurzeln bis zum Grundwasser, und trotz der Last in ihrer Krone wächst sie zur kräftigsten Palme der Oase heran.

Nach mehreren Jahren kommt der Mensch zurück und will in seiner Schadenfreude sehen, ob es »seine« Palme noch gibt und, wenn ja, wie verwachsen und verkrüppelt sie wohl dastehen wird. Er weiß genau, wo sie steht, findet sie aber nicht. Und während er so suchend dasteht, beugt sich die größte und kräftigste Palme der Oase zu ihm herunter und sagt ihm:

»Danke für den Stein, den du mir damals in die Krone gelegt hast.
An deiner Last bin ich gewachsen, sie hat mich stark gemacht!«

Bitte

Es geschieht im Blick nach vorne und im Eingeständnis, Hilfe zu brauchen: Bitten kann nur zukunftsweisend sein. Dieses Eingeständnis wird oft als Schwäche missdeutet, resultiert aber aus der Weisheit des Herzens und der Einsicht, dass wir Gemeinschaftswesen und daher aufeinander angewiesen sind. Bitten erfordert Stärke und Mut.

Wenn wir um etwas bitten, beten wir. Wenn wir beten, glauben wir. So verstandener Glaube lebt aus dem Vertrauen, obwohl wir rational betrachtet keiner Sache zu hundert Prozent vertrauen können. Vertrauen entspringt dem Glauben an eine höhere Macht und Ordnung. Dabei handelt es sich um dieselbe Intelligenz, die unser Herz schlagen und unser Blut fließen lässt. Dies gibt uns die Hoffnung, dass wir in der Bewältigung unseres Lebens nicht ganz auf uns allein gestellt bleiben, und die Zuversicht, dass alles im Leben zu unserem Besten geschieht. Und diese optimistische Grundhaltung ist die beste und wichtigste Voraussetzung für die Gesundheit unseres Gehirns und in weiterer Folge für die optimale Regulierung unserer Gene. Dies wiederum ist die beste Voraussetzung für körperliche und seelische Gesundheit.

Staunen

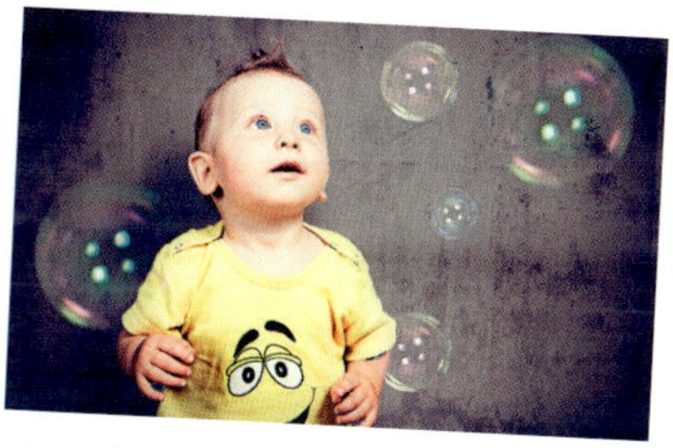

Staunen ist die logische Folge von Achtsamkeit. Achtsamkeit ist die Grundvoraussetzung für ein bewusstes und erfülltes Leben. Wenn wir achtsam sind, reagieren wir nicht nur, wir agieren. Wir erhalten die Möglichkeit, unsere Welt aktiv mitzugestalten. Und wir sind in der Lage, ein sinnloses Vermeidungsverhalten rechtzeitig zu erkennen: Wie oft ergreifen wir eine Chance nicht, weil wir uns aufgrund uralter Erfahrungen vor Verletzungen oder Kränkungen fürchten. Achtsamkeit will nicht mit einer höheren Macht verwechselt werden, gibt uns aber die Möglichkeit, bewusst über uns selbst hinauszuwachsen.

Nie ist ein Mensch so da, wie dann, wenn er »ganz weg« ist, wenn sein Mund offen bleibt und er das, was er erlebt, mit Worten nicht mehr zu sagen vermag.

Achtsamkeit führt uns laufend unsere Wahlmöglichkeiten vor Augen und hindert uns daher daran, hinter unseren Möglichkeiten zurückzubleiben. In Schillers Gedicht »Resignation« heißt es: »Was man von der Minute ausgeschlagen, gibt keine Ewigkeit zurück«. Achtsamkeit bewahrt vor einer derartigen Resignation.

Einem besonders wichtigen Aspekt die Achtsamkeit betreffend möchten wir hier noch einen eigenen Abschnitt widmen. Sie finden im Folgenden zu jedem der vier Elemente noch eine Zusatzaufgabe für das Vier-Wochen-Programm (siehe Seite 124), also eigentlich eine Fleißaufgabe, wenn Sie so wollen.

WASSER, ERDE, LUFT UND FEUER – DIE VIER ELEMENTE ALS KRAFTKAMMER FÜR HERZ UND HIRN, LEIB UND SEELE

Damit Leben gelingen kann, braucht es einen radikalen Paradigmenwechsel und ein bewusstes Zurückfinden zu den Wurzelkräften des Lebens. Wir sind Natur. Je mehr wir uns um unsere Naturverbundenheit kümmern, desto größer wird das innere Gleichgewicht sein, unsere Harmonie und Belastbarkeit.

Das Wasser

Wir kommen aus dem Wasser. Die ersten neun Monate seines Lebens verbringt der Mensch als Embryo im Wasser. Wasser belebt, trägt, erfrischt, hält lebendig, macht die Wüste zur blühenden Oase.

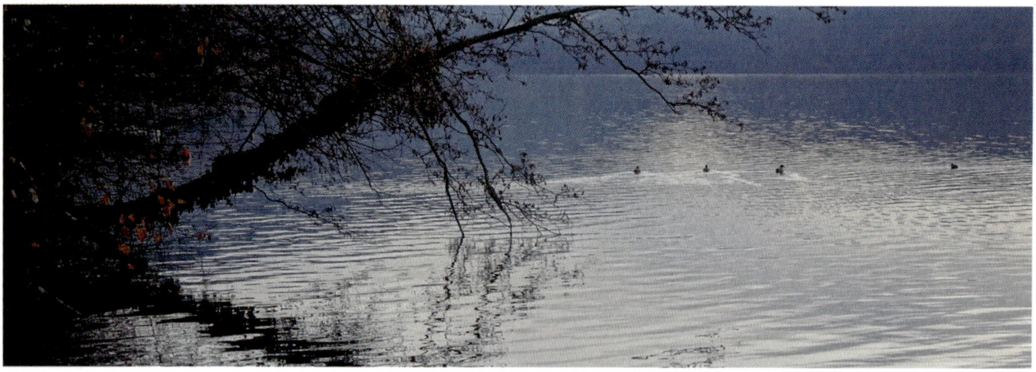

Spiritueller Aspekt: erste Woche

Bewusster Umgang mit Wasser. In seiner jüngsten Enzyklika »Laudato si« fordert Papst Franziskus das Menschenrecht auf Trinkwasser ein. Bedächtiges Trinken von Wasser, sich mit Genuss und ohne Hektik die Zeit für ein Vollbad nehmen. Schriftliche Aufzeichnungen darüber und Tagebuchnotizen.

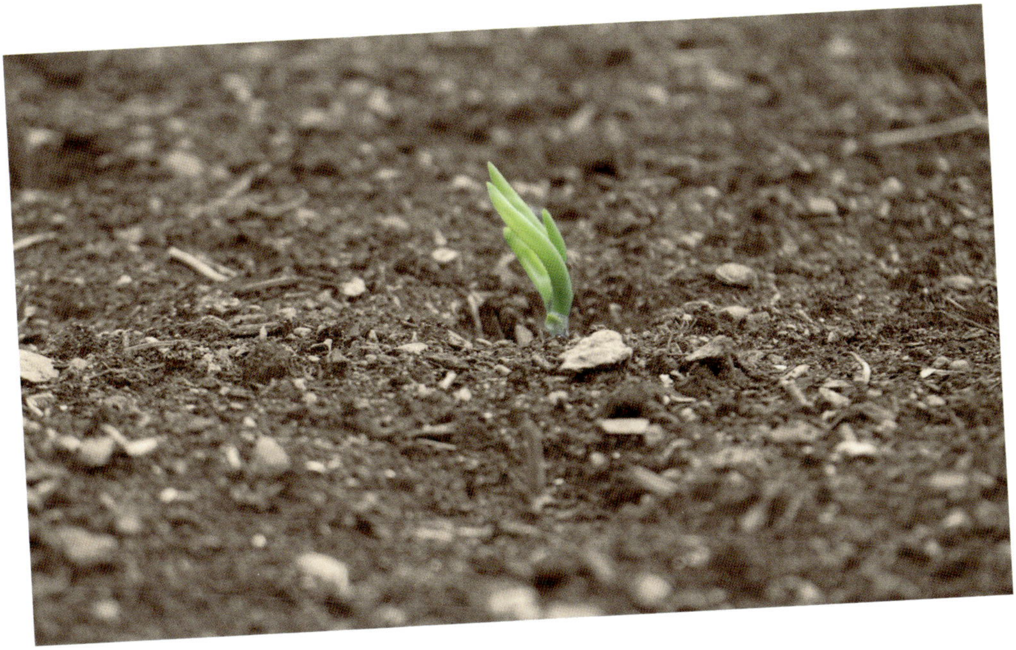

Die Erde

Die Erde trägt den Menschen. Was auf ihr wächst, erhält ihn am Leben. Ganz in diesem Sinn beschreibt die Bibel im Buch Exodus (Ex 3,14) Jahwe als verlässlich-festen Boden unter unseren Füßen. Nach diesem biblischen Verständnis ist Er »Der-immer-da!«, der Schatz im Acker (Mt 13,44), die grüne Au (Psalm 23), der Fels, die Burg, der Erretter (Psalm 18). Die Erde steht in der Bibel als Symbol dafür, dass da einer ist, der immer da sein wird: in Not, im Leid, in der Krankheit, in Gefangenschaft, in Trauer, im Scheitern, in der Mutlosigkeit …

Spiritueller Aspekt: zweite Woche

Was hat mich getragen? Was trägt mich heute, hier und jetzt? Was und wer gibt mir Halt und Zuversicht?

Denken an den eigenen Stammbaum, an die Vorfahren, an die Kraft der Wurzel. Woher komme ich? Wer geht mit mir? Auf wen kann ich mich verlassen? Eventuell schriftliche Aufzeichnungen darüber und Tagebuchnotizen.

Die Luft, der Wind, der Atem

Die den Körper belebende Kraft heißt im biblischen Hebräisch »nefesch«. Die konkrete Grundbedeutung von »nefesch« ist Atem, der »Weg des Atems« und die »Kehle«. »Nefesch« ist also der belebende Atem, die Lebenskraft, die den Menschen beim Tode verlässt. Im weitesten Sinne steht »nefesch« aber auch für den gesamten Menschen. Du bist lebendig, solange du atmest.

Das erste Buch der Könige berichtet, dass sich der Prophet Elija mut- und kraftlos unter einen Ginsterstrauch legt, um dort zu sterben. Vielleicht eine der frühesten biblischen Beschreibungen für das, was wir heute Depression nennen und damit ja auch nichts anderes meinen, als dass einem Menschen seine innere Lebendigkeit abhandengekommen ist, dass ihm im ursprünglichen Sinn des Wortes »die Luft ausgegangen« ist. Ermutigt und gestärkt durch einen Engel kommt Elija wieder zu Kräften und wandert 40 Tage und 40 Nächte bis zum Berge Gottes Choreb.

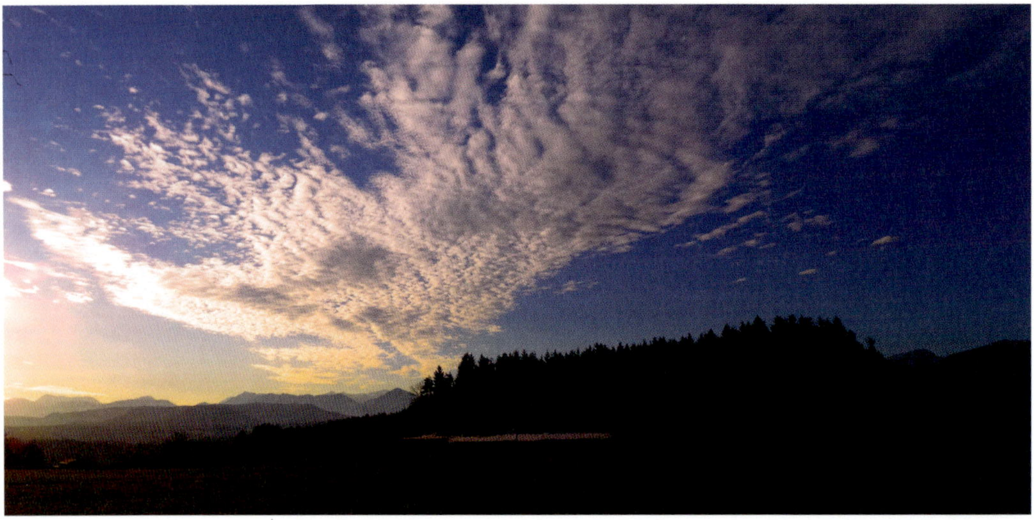

Spiritueller Aspekt: dritte Woche

Denken an kritische, zu guter Letzt aber geglückte, gelungene und siegreich überstandene Episoden des persönlichen Lebens; eventuell schriftliche Aufzeichnungen darüber und Tagebuchnotizen.

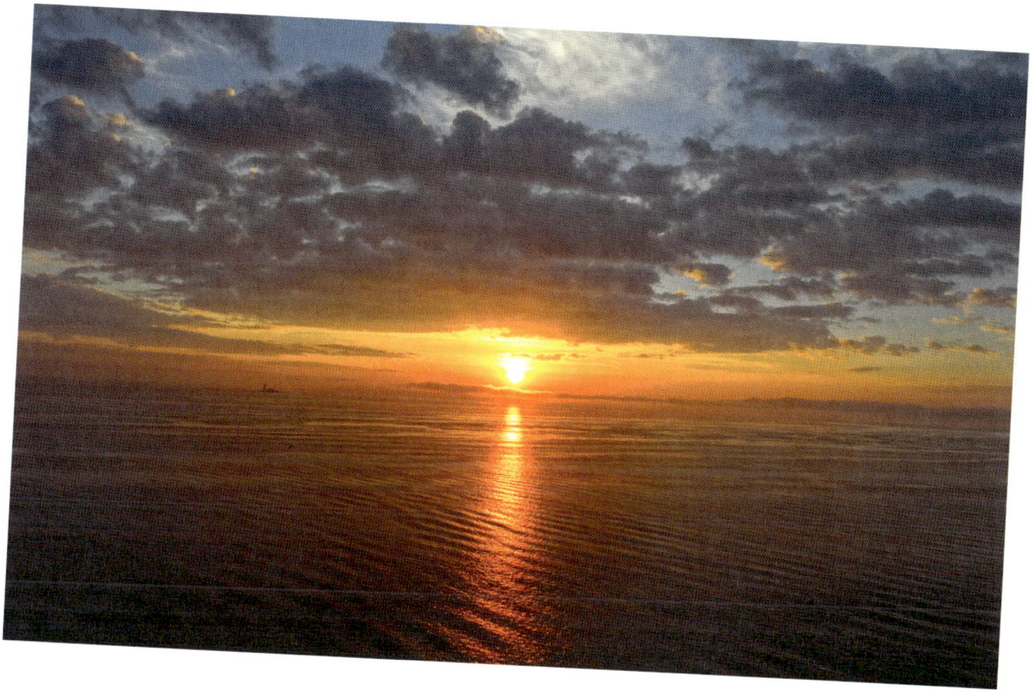

Die Sonne, das Feuer

Die Sonne ist von je her das stärkste Sinnbild für den Schöpfer. Schon die Römer haben am Tag der Wintersonnenwende das Fest des Sol invictus, das Fest des unbesiegbaren Sonnengottes, gefeiert. Die Christen haben auf dieses Datum das Fest der Geburt Jesu gelegt. Christliche Kirchen wurden deshalb in Richtung der aufgehenden Sonne »geostet«, also nach Osten hin gebaut.
Auch in unserem Wort Orientierung steckt der Blick zum Orient, dorthin, wo die Sonne aufgeht. Wer wissen will, wo er steht, muss wissen, wo die Sonne auf- und untergeht!

Spiritueller Aspekt: vierte Woche
Denken an unmittelbar anstehende Herausforderungen. Wofür brenne ich? Was macht mir Mut und gibt mir Kraft? Wovon habe ich als Kind geträumt? Was ist aus diesen Träumen geworden? Eventuell schriftliche Aufzeichnungen und Tagebuchnotizen.

4-Wochen-Programm für Herz und Hirn

Es erfordert nicht übermäßig viel Zeit, allerdings ein bisschen Konsequenz: Das 4-Wochen-Programm für Herz und Hirn hat sich bereits bewährt, Sie können damit aber durchaus flexibel umgehen und die Übungen gegen andere tauschen. Wichtig ist, dass Sie Ihre Komfortzone täglich ein Stück weit verlassen und neue Herausforderungen annehmen – ohne sich dabei von der negativen Variante des Stresses beherrschen zu lassen.

Woche 1

WOCHE 1
Sieben Komponenten der Achtsamkeit

1. **Ernährung:** Beobachten Sie, was Sie essen und wie Sie sich nach dem Essen fühlen. Tragen Sie Ihre Erfahrungen in ein Tagebuch ein.
2. **Bewegung:** Gehen Sie drei Mal etwa 20 Minuten lang bewusst spazieren. Benützen Sie dabei eventuell eine App mit Schrittzähler. Meiden Sie Aufzüge.
3. **Gedankenhygiene:** »Sei der Hüter, die Hüterin deiner Gedanken.« – Beobachten Sie, wie viele negative Gedanken sich bemerkbar machen, und registrieren Sie persönliche Ängste.
4. **Neuroplastizität:** Verlassen Sie mindestens einmal pro Tag Ihre intellektuelle Komfortzone.
5. **Spiritualität:** Halten Sie vor dem Schlafengehen ganz bewusst Rückschau auf den vergangenen Tag, und sagen Sie danke. Wagen Sie nach dem Erwachen einen bewussten Vorausblick auf das Kommende, und sagen Sie bitte.
6. **Begegnungen:** Lächeln Sie jemandem absichtslos zu – je öfter, desto besser, aber mindestens einmal täglich.
7. **Stressmanagement:** Zählen Sie Ihre Atemzüge: Legen Sie sich dazu ruhig hin, beobachten Sie Ihren Atem, und zählen Sie beim Ausatmen 30-mal ganz entspannt halblaut mit.

WOCHE 2
Sieben erste Schritte

Woche 2

1. **Ernährung:** Meiden Sie süße Getränke, und beschränken Sie die Zufuhr von Kohlenhydraten auf einmal täglich, vorzugsweise morgens oder mittags.
2. **Bewegung:** Machen Sie zweimal ein 20- bis 30-minütiges Intervalltraining, und integrieren Sie bewusst mehr Bewegung in Ihren Alltag.
3. **Gedankenhygiene:** Konfrontieren Sie sich mit Ihren Ängsten, und geben Sie ihnen einen Namen. Halten Sie diese Erkenntnisse in Ihrem Tagebuch fest. Schaffen Sie sich unabhängig davon ein Repertoire an schönen Bildern – im Kopf, auf dem Handy oder Computer.
4. **Neuroplastizität:** Wählen Sie eine herausfordernde Beschäftigung, die Sie interessiert und die Ihnen Freude macht: Spielen Sie zum Beispiel ein Musikinstrument, lernen Sie eine Sprache, vertiefen Sie Ihr Wissen über Kunst ...
5. **Spiritualität:** Halten Sie vor dem Schlafengehen bewusst Tagesrückschau, und sagen Sie danke. Wagen Sie nach dem Erwachen einen Vorausblick, und formulieren Sie konkrete Bitten für den kommenden Tag als Gebet.
6. **Begegnungen:** Grüßen Sie ganz bewusst, je öfter, desto besser. Spielen Sie gemeinsam mit anderen.
7. **Stressmanagement:** Machen Sie mindestens zweimal täglich jeweils fünf Minuten lang dauernde Entspannungsübungen.

Woche 3

WOCHE 3
Sieben Vertiefungen

1. **Ernährung:** Verzichten Sie in dieser Woche auf zwei Mahlzeiten, idealerweise in der Früh oder am Abend. So entsteht zweimal eine 16-stündige Pause zwischen den Mahlzeiten.
2. **Bewegung:** Machen Sie zweimal – nüchtern – ein Intervalltraining sowie zweimal ein Krafttraining. Halten Sie sich zum Beispiel an die im Kapitel »Beweggründe« angegebenen 4- oder 7-Minuten-Einheiten.
3. **Gedankenhygiene:** Versuchen Sie, negative Selbstsabotage auszuschalten, zum Beispiel mit Hilfe Ihrer positiven Bilder aus der Woche 2. Führen Sie mit Ihrer Angst einen humorvollen Dialog – man nennt das paradoxe Intention.
4. **Neuroplastizität:** Machen Sie mit der in Woche 2 gewählten Beschäftigung weiter. Googeln Sie nach Paulo Coelhos Gedicht »Ich danke allen«, und lernen Sie es auswendig.
5. **Spiritualität:** Halten Sie wie in Woche 2 vor dem Schlafengehen bewusst Tagesrückschau, und sagen Sie danke. Wagen Sie nach dem Erwachen einen Vorausblick, und formulieren Sie konkrete Bitten für den kommenden Tag als Gebet.
6. **Begegnungen:** Führen Sie bewusste Gespräche mit zwei Menschen, im Idealfall mit einem über siebzig und mit einem unter sechs Jahren.
7. **Stressmanagement:** Machen Sie wie in Woche 2 mindestens zweimal täglich jeweils fünf Minuten dauernde Entspannungsübungen. Atmen Sie zudem mehrmals am Tag bewusst langsam und hörbar tief aus. Das Geräusch, das dabei entsteht, sollte dem Geräusch eines Reifens vergleichbar sein, dem die Luft ausgeht.

Woche 4

WOCHE 4
Sieben Wege in Richtung eines geglückten Lebens

1. **Ernährung:** Legen Sie in dieser Woche einen Fasttag ein, essen Sie 24 Stunden lang nichts.
2. **Bewegung:** Machen Sie zweimal – nüchtern – ein Intervalltraining sowie viermal ein Krafttraining.
3. **Gedankenhygiene:** Fragen Sie sich: Was sollen meine Familie, meine Freunde und Arbeitskollegen an meinem 100. Geburtstag über mich sagen? Integrieren Sie Übungen zur persönlichen Überwindung Ihrer Angst.
4. **Neuroplastizität:** Machen Sie mit der in Woche 2 gewählten Beschäftigung weiter. Lesen Sie – um der Alltagsroutine zu entkommen – zudem ein anspruchsvolles Buch, besuchen Sie eine Theater- bzw. Opernaufführung oder gehen Sie ins Kino.
5. **Spiritualität:** Halten Sie wie in Woche 2 und 3 vor dem Schlafengehen bewusst Tagesrückschau, und sagen Sie danke. Wagen Sie nach dem Erwachen einen Vorausblick, und formulieren Sie konkrete Bitten für den kommenden Tag. Verfassen Sie eine persönliche Vergebungsbotschaft – als Brief, Tagebucheintragung oder als Notiz, die sie im Anschluss verbrennen.
6. **Begegnungen:** Seien Sie gerade gegenüber Menschen, die Ihnen auf die Nerven gehen, besonders freundlich.
7. **Stressmanagement:** Kontrollieren Sie Ihren Atem mehrmals täglich mit dem Ziel, nicht mehr als sechs Atemzüge pro Minute zu benötigen.